reinhardt

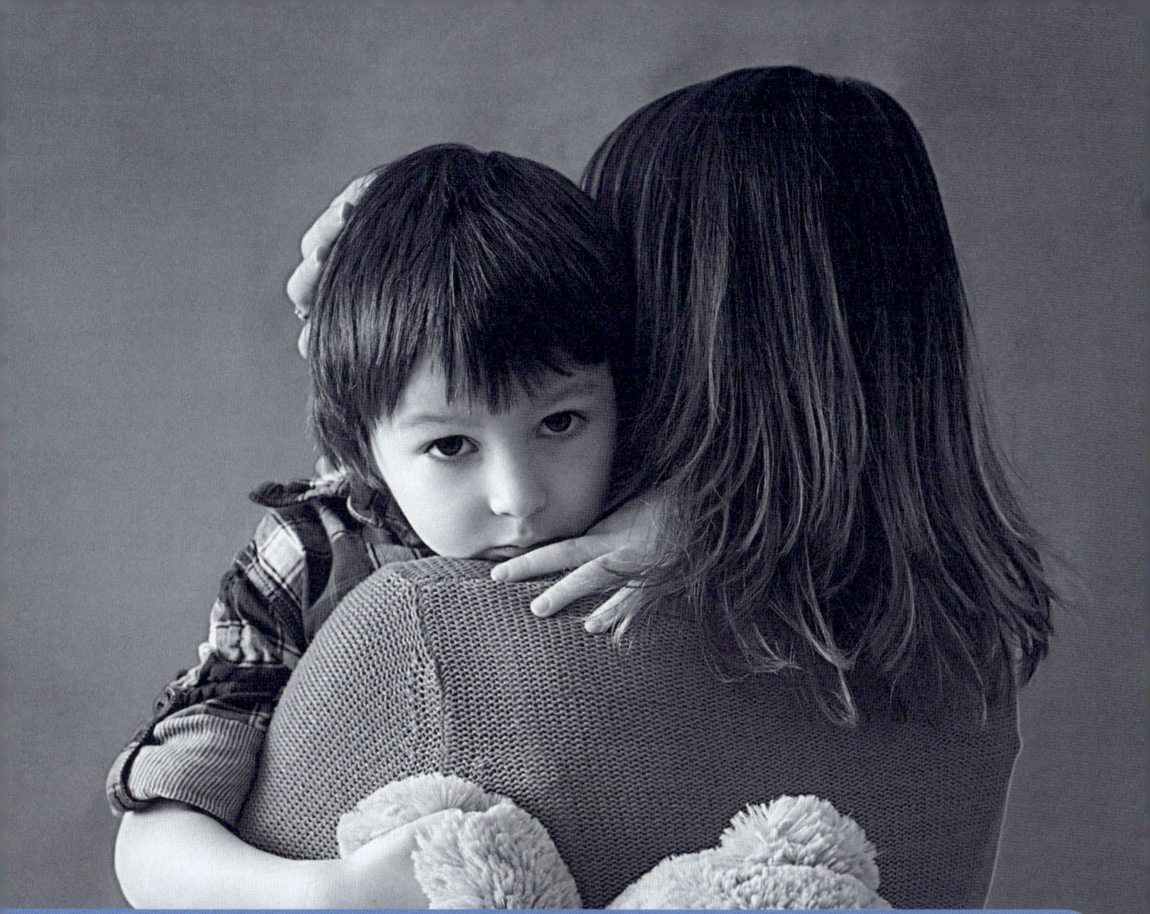

Gabriele Schmidt-Klering

Mit Kindern gemeinsam trauern

Ratgeber

Mit 34 Abbildungen

Ernst Reinhardt Verlag München Basel

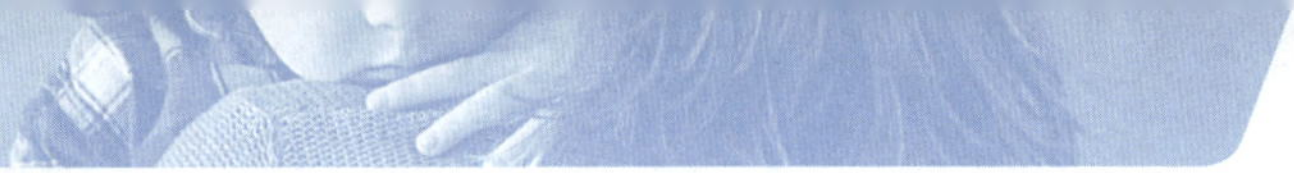

Inhalt

Vorwort

Abschied, Tod und Trauer sind Themen, denen wir gerne ausweichen. Und wir tun dies, obwohl wir genau wissen, dass wir irgendwann mit diesen Themen konfrontiert sein werden. Wir alle müssen uns in unserem Leben von lieben Menschen verabschieden und unser eigener Tod wird Menschen berühren, die uns nahestehen. Was aber, wenn Kinder mit dem Tod konfrontiert werden? Sie sind dann einem schweren Schicksal ausgesetzt und in dieser überwältigenden Lebenserfahrung auf Unterstützung angewiesen.

Vielfach fühlen sich Erwachsene im Umgang mit betroffenen Kindern unsicher und hilflos. Eltern und Angehörige sind nicht vorbereitet auf den Umgang mit Verlusterfahrungen von Kindern. Dadurch erhalten die Betroffenen oft nicht die notwendige Unterstützung und Aufmerksamkeit, die sie brauchen.

Schon viele Jahre begleite ich Kinder und Jugendliche, die den Vater, die Mutter, ein Geschwisterkind, einen nahen Verwandten oder einen ihnen nahestehenden Menschen durch Tod verloren haben. Die Kinder und Jugendlichen nehmen die Angebote zur Trauerbegleitung dankbar an, und Eltern bestätigen mir, dass die Begleitung eine positive und stabilisierende Wirkung auf die Entwicklung ihrer Kinder und auf die Familie hat. Jugendliche sagen mir, dass die Trauergruppe neben der Familie der einzige Ort sei, wo ihre Trauer auch nach langer Zeit noch Beachtung findet. Trauernde fühlen sich oft unverstanden und allein gelassen, nicht zuletzt deswegen, weil das Umfeld ihre veränderte Lebenssituation schnell vergisst. Kinder und Jugendliche, die einen Verlust erlebt haben, brauchen den sensiblen, einfühlsamen Umgang durch Erwachsene. Notwendiges Basiswissen um die kindliche Trauer sowie Anregungen für eine achtsame und kindgerechte Trauerbegleitung, die im vorliegenden Praxisbuch vorgestellt werden, sollen bei dieser besonderen Herausforderung hilfreich sein.

Ich wünsche allen Eltern, Großeltern und Erwachsenen, die zum persönlichen Umfeld von betroffenen Kindern gehören, Mut, schwierige Themen anzugehen. Es gibt im Zusammenleben mit Kindern vielfältige Möglichkeiten, ihnen elementare Zusammenhänge begreiflich zu machen. Alltägliche Situationen können dazu genutzt werden, um mit Kindern über Veränderungen zu sprechen und das natürliche Interesse der Kinder an lebensnahen Themen aufzugreifen. Kinder nehmen Leben und Tod als Lebenswirklichkeit an, sie sind neugierig und haben Interesse an ihrer Umwelt. Die Auseinandersetzung mit Veränderungen fördert die Entwicklung der Kinder und ist nicht zuletzt eine Vorbereitung auf schwierige Ereignisse in ihrem Leben. Kindern, die einen nahestehenden Menschen durch Tod verloren haben, wünsche ich, dass sie in einer fürsorglichen Umgebung in ihrer Trauersituation die Unterstützung finden, die es ihnen ermöglicht, sich gesund zu entwickeln.

Ich hoffe, dass ich mit diesem Buch einen Beitrag dazu leisten kann.

Gabriele Schmidt-Klering
Schorndorf, im August 2016

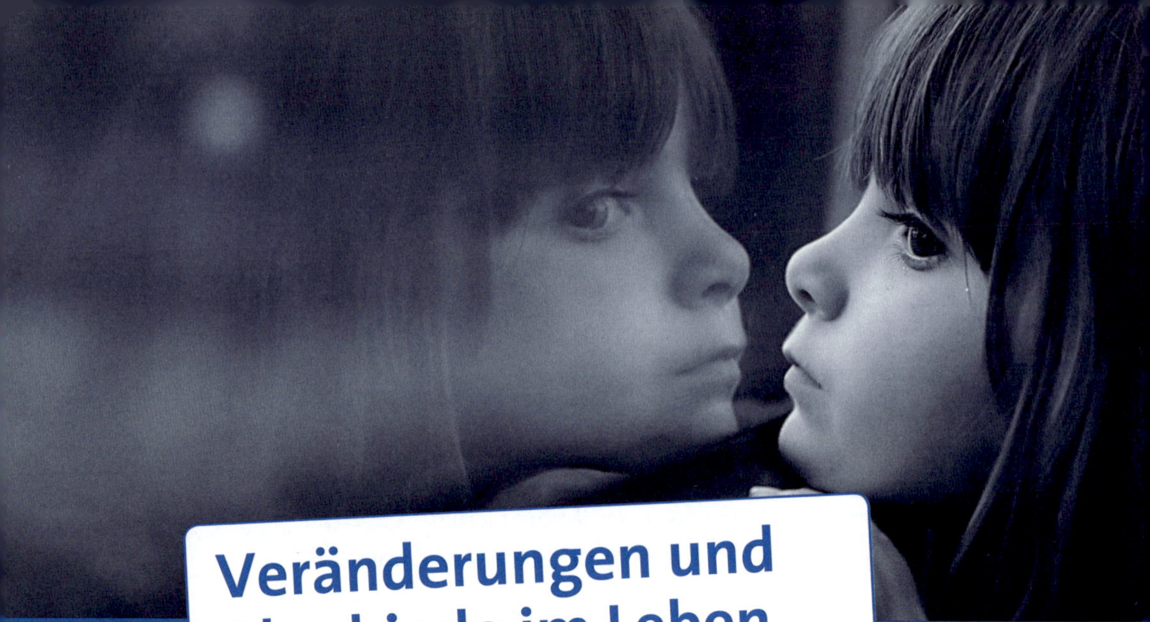

Veränderungen und Abschiede im Leben

Alle Menschen sind im Laufe ihres Lebens aufgrund innerer und äußerer Ursachen mit Veränderungen konfrontiert. Dies sind Veränderungen in der persönlichen Entwicklung jedes Einzelnen sowie Veränderungen, die der Alltag unweigerlich mit sich bringt. Viele Ereignisse werden als Bereicherung wahrgenommen und fügen sich positiv in das Leben ein. Die Geburt eines Kindes beispielsweise erleben Menschen meist als großes Glück. Der Tod eines Menschen dagegen erfüllt uns mit Schmerz und Trauer und kann bei den Angehörigen eine Lebenskrise auslösen. Um schwerwiegende Veränderungen besser bewältigen zu können, ist es notwendig, sich mit den Themen Abschied, Sterben und Tod bewusst auseinanderzusetzen. Sicheres Handeln und die authentische Haltung von Erwachsenen hilft Kindern, sich im Leben auch in schwierigen und ungewohnten Situationen zu orientieren und zurechtzufinden.

Der erste Abschied im Leben ist die Geburt. Das neugeborene Kind wird von der engen Bindung mit seiner Mutter getrennt und erlebt den ersten Verlust. Für beide, für Mutter und Kind, ist diese Trennung der Beginn einer veränderten Situation. Es entwickelt sich eine neue Bindung, die dem Kind Sicherheit und Vertrauen schenkt und die für die gesunde psychische und soziale Entwicklung des Kindes notwendig ist. Alle Eltern wünschen sich, dass ihr Kind geborgen und sicher aufwächst.

Jedes Leben ist geprägt von Abschieden und Veränderungen.

Eltern begleiten und unterstützen das Kind in seiner Entwicklung und möchten es verständlicherweise vor leidvollen Erfahrungen bewahren. Traurige Ereignisse lassen sich jedoch in keiner Biografie vermeiden und auch Kinder werden mit Trennungen und Verlusten konfrontiert.

Jeder Abschied bedeutet Trennung.

Ein lieber Besuch der Familie verabschiedet sich, die Mutter geht einkaufen, ein Kuscheltier geht verloren, ein Luftballon steigt versehentlich in die Höhe. Viele kleine und schmerzliche Abschiede wird das Kind erleben. Die Bewältigung negativer Erfahrungen stärkt Kinder und befähigt sie darin, mit schwierigen Ereignissen umzugehen und sich neuen Bedingungen anzupassen.

Notwendige Zumutungen, die das Leben für Kinder von klein an bereithält, ermöglichen es ihnen, die Bewältigung von Schmerz und Trauer zu erproben. Die Resilienz der Kinder wird dadurch gestärkt, dass sie schwierige Situationen erleben und diese überwinden.

Die Resilienz der Kinder stärken

Die Resilienzfähigkeit wird im Laufe der Entwicklung erworben. Sie wird begünstigt durch eine positive Bindung zu Bezugspersonen, die für die

Kinder auch in der Bewältigung von Problemsituationen Vorbilder sind. Resilienz ist die psychische Widerstandskraft, die Menschen dazu befähigt, mit schwierigen Lebenssituationen umzugehen (Vollmer 2012).

Beispiel

Der Verlust eines geliebten Spielzeuges ist mit großem Schmerz verbunden. Der schnelle Ersatz durch ein neues Spielzeug kann den Schmerz vielleicht lindern. Die Trauer um das Verlorengegangene wird dadurch jedoch nicht durchlebt, sondern weggeschoben. Diese Art der Ablenkung hilft vielleicht kurzfristig in dieser einen Situation. Sie nimmt dem Kind aber die Möglichkeit und die notwendige Zeit, um zu weinen und den Verlust zu betrauern, ebenso wie die Erfahrung, einfühlsamen Trost zu erhalten.

Unzählige kleine Abschiede und Veränderungen können als lebenspraktische Übungen verstanden werden. Sie bereiten Kinder auf schwierige Lebenssituationen vor. Eine Übernachtung bei den Großeltern kann für ein Kind eine große Herausforderung darstellen. Das Gewohnte wird abgelöst durch eine neue Erfahrung. Ebenso kann ein Umzug der Familie oder der Wegzug von Freunden für ein Kind eine große Veränderung bedeuten, auf die es behutsam vorbereitet werden sollte. Die neue, noch unbekannte Lebenssituation ist dem Kind fremd und dadurch mit Ängsten und Unsicherheiten verbunden. Abschiede zu erleben und dabei zu erfahren, dass die damit verbundene Trauer bewältigt werden kann, ist eine wichtige Erfahrung, durch die sich ein Kind weiterentwickelt.

Abschiede und Veränderungen als lebenspraktische Übungen verstehen

Eingewöhnung in die Kita

Bei der Eingewöhnung in die Kindertageseinrichtung oder in den Kindergarten erfahren Kinder positive Emotionen wie beispielsweise Vorfreude und Stolz. Aber auch negative Empfindungen wie Unsicherheit und Angst müssen vom Kind bewältigt werden. Trotz großer Neugierde und Freude kann die Trennung von der Bezugsperson für das Kind als schmerzlicher Abschied empfunden werden. Durch wiederholtes Erleben der neuen Lebenssituation eignet sich das Kind Kompetenzen zur Bewältigung von Abschieden und Trennungen an.

Die Aufgabe der Kinder, sich an neue Situationen anzupassen, bringt unterschiedliche Belastungen mit sich. Ein Übergang in eine neue, veränderte Lebenssituation ist ein Ereignis, das vom Kind aktiv bewältigt werden muss. Verläuft der Übergang positiv, weitet das Kind seine Beziehungsfähigkeit aus und erwirbt weitere Kompetenzen, die zur Bewältigung neuer Lebenssituationen beitragen.

Bei Übergängen finden in kurzer Zeit wichtige Veränderungen statt.

In Kindertageseinrichtungen ist die Begleitung der Kinder bei der Aufnahme in die Einrichtung im Eingewöhnungskonzept verankert. Die Entwicklungsbegleitung der Kinder beim Übergang in die Tageseinrichtung gehört zum pädagogischen Aufgabenspektrum von Kindertageseinrichtungen. Diese wichtige Aufgabe stärkt nicht nur neue Kompetenzen der Kinder, sondern öffnet auch die Türen zum jeweils neuen Lebensabschnitt (Griebel / Niesel 2013).

Einschulung

Mit der Einschulung beginnt für das Kind eine neue Lebensphase. Es beginnt eine markante Veränderung, die die Bewältigung wichtiger Entwicklungsaufgaben erfordert. Verbunden mit diesem Übergang ist die Ablösungsphase von der Kindertageseinrichtung als gewohnter, vertrauter Lebensraum. Auch hier durchlebt das Kind Abschied von einer vertrauten Gemeinschaft und einen spannenden Neubeginn.

Der Übergang von der Kindertageseinrichtung zur Schule ist ein wichtiges Lebensereignis. Kinder benötigen für all ihre Entwicklungsschritte und die damit verbundenen neuen Herausforderungen unterstützende Begleitung durch Erwachsene. Die kooperative Zusammenarbeit von Eltern, Kindertageseinrichtungen und Schule bereitet diesen Übergang behutsam vor. Zur Vorbereitung gehören neben einer positiven Einstellung zur Schule verschiedene Kompetenzen, die dem Kind bei der Bewältigung des Übergangs helfen. Ein gutes Selbstvertrauen und gute kommunikative Fähigkeiten, aber auch positive Bindungserfahrungen mit den ersten Bezugspersonen, spielen bei der Bewältigung einzelner Entwicklungsaufgaben eine große Rolle (Vollmer 2012).

Bildungsübergänge

Bildungsübergänge, auch Transitionen genannt, sind Lebensereignisse, bei denen wichtige Erfahrungen verinnerlicht werden, die den Wandel im eigenen Leben betreffen. Der Verlauf der Übergänge wirkt sich auf weitere Entwicklungsaufgaben aus.

Die positive Bewältigung des Übergangs von der Kindertageseinrichtung in die Schule ist gemeinsames Ziel der Bemühungen von Familie, Kindertageseinrichtung und Schule.

Gewohnte Lebensabläufe verändern sich und Neues kann sich entwickeln.

Die Kindheit, die Jahre der Jugend, die Erwachsenenzeit und das Älterwerden bringen unausweichlich Veränderungen mit sich. Die Übergänge in neue Lebensphasen sind oft schwierig und von Durcheinander und emotionaler Unsicherheit geprägt. Neue Entscheidungen und viele Abschiede sind notwendig. Diese aber ermöglichen neue Entwicklungen. Das lebenslange Einüben von Abschiednehmen ist eine Vorbereitung auf das endgültige Loslassen im Sterben (Specht-Tomann / Tropper 2011).

Veränderungen in der Natur zeigen den ewigen Rhythmus von Werden und Vergehen.

Im Frühling keimen die Pflanzen und wachsen zu neuem Leben heran. Die Bäume treiben Knospen, die Wiesen bekommen ihr kräftiges Grün und die ersten Frühlingsblumen blühen. Der Übergang in den Sommer ist fließend und die Natur zeigt sich in voller Blüte und Farbenpracht. Die Veränderungen in den Herbst, mit der Herbstfärbung der Blätter, deuten das nahe Ende der Jahreszeit an. Im Winter wirkt die Natur leblos und ruhig. In immer wiederkehrendem Kreislauf stirbt Altes und Neues entsteht.

Die Natur zeigt uns jedes Jahr Werden und Vergehen. Der Beginn einer neuen Jahreszeit und Erinnerungen an die vergangene Jahreszeit können mit Vorbereitungszeiten und Nachbereitungszeiten verglichen werden. Das achtsame Beobachten von Abschiednehmen, Vergänglichkeit und Neubeginn in natürlichen Abläufen hilft, diese Lebenswirklichkeit zu verinnerlichen (Specht-Tomann / Tropper 2011).

Umgang mit Tod und Trauer

Sichtweisen der Gesellschaft prägen das Denken und Handeln der Kinder.

Themen, die eine Gesellschaft betreffen, berühren unmittelbar auch die Kinder, die in dieser Gesellschaft aufwachsen. Wenn wir uns Gedanken darüber machen, wie wir mit Kindern über das Leben, das Sterben, den Tod und die damit einhergehende Trauer sprechen und wie wir betroffene Kinder unterstützen können, ist ein Blick darauf notwendig, wie unsere Gesellschaft mit diesen Themen umgeht.

Viele Jahre hat die moderne Gesellschaft die Endlichkeit menschlichen Lebens als unumgängliche Realität aus dem Alltag ausgegrenzt. Der gesellschaftliche Wandel führte dazu, dass viele Aufgaben, die früher von der Familie übernommen wurden, heute zum Aufgabenbereich professioneller Dienstleister gehören (Fischer 2001). Alte Menschen leben in Altenheimen, wodurch das Zusammenleben mit der älteren Generation nicht mehr selbstverständlich zu unserem Alltag gehört. Entgegen ihrem Wunsch sterben viele Menschen in öffentlichen Einrichtungen. Pflegeheime, Krankenhäuser und Hospizeinrichtungen haben die Begleitung Sterbender übernommen.

Tod und Trauer sind Tabuthemen in unserer Gesellschaft.

Das Sterben und die damit verbundenen leidvollen Erfahrungen waren lange Zeit kein gesellschaftliches Thema mehr. Sterben ist zunehmend zu einer individuellen und anonymen Angelegenheit geworden. Der Tod war viele Jahre ein Tabuthema und hatte keinen Platz in einer Gesellschaft, deren hohe Werte materieller Reichtum, Schönheit, ewige Jugend, Gesundheit und Glück waren. Für Kinder bedeutet der Wandel der Sterbe- und Trauerkultur, dass die Familie als Erfahrungsfeld nicht mehr zur Verfügung steht.

Unsere westliche Gesellschaft hat den Tod aus dem Leben verdrängt und von Kindern wird das Thema möglichst ferngehalten. In Schulen und Kindertageseinrichtungen ist es daher keine Selbstverständlichkeit, darüber zu sprechen, was zu tun ist, wenn ein Familienangehöriger eines Kindes stirbt (Klocke-Daffa 2010).

Wir haben verlernt, mit dem Tod umzugehen.

„Doch je mehr wir den Tod aus dem Leben verdrängen, desto weniger wissen wir damit umzugehen“ (Klocke-Daffa 2010, 72).

Gleichzeitig führt der verstärkte Fernsehkonsum dazu, dass Kinder Sterben und Tod vielfach in der medialen Welt als gewaltsam und unnatürlich erleben. Die Vorstellungen vom Tod werden dadurch unrealistisch. In den Medien erscheint der Tod als etwas Alltägliches (Gebhard 2013). Kinder orientieren sich an den Bildern, die sie sehen, und diese prägen und beeinflussen deren Vorstellungen. Kinder sind darauf angewiesen, dass die Gesellschaft das Tabuthema Trauer aufbricht. Orientierungshilfen sind notwendig, damit Kinder ihre Lebenswelt begreifen und bewältigen können (Franz 2008).

Das gesellschaftliche Schweigen um Sterben und Tod wurde in jüngster Zeit maßgeblich durch die Hospizbewegung gebrochen. In den 1980er Jahren hat sich diese Bewegung mit einer neuen Sterbe- und Trauerkultur beschäftigt und sich der Begleitung sterbender Menschen sowie deren sozialem Umfeld angenommen. Der Blick vieler Menschen, die sich in der Hospizbewegung engagieren, richtet sich darauf, wie ein würdevolles Sterben in einer beschleunigten Gesellschaft aussehen kann (Begemann 2010).

Auch Fachbereiche, wie die Pädagogik und Psychologie, setzen sich immer mehr mit Abschied, Tod und Trauer auseinander. Der

Trauer von Hinterbliebenen wird zunehmend Beachtung geschenkt, was sich dadurch zeigt, dass wirkungsvolle Möglichkeiten zur Unterstützung entwickelt werden. Für Trauerbegleiter gibt es bundesweit Qualifizierungsangebote, die sich den Qualifizierungsstandards des Bundesverbandes für Trauerbegleitung (BVT) verpflichten (Rechenberg-Winter / Fischinger 2010).

Der Tod gehört zum Leben und sollte kein Tabuthema sein.

Es ist notwendig, dass sich die Gesellschaft dem schwierigen, aber gesellschaftlich relevanten Thema Tod vermehrt zuwendet und als unausweichliche Realität in das gesellschaftliche Leben integriert. Nur dann können sich passende neue Formen der Begleitung sterbender Menschen und der Begleitung trauernder Erwachsener und Kinder entwickeln.

Eigene Auseinandersetzung zum Thema Sterben und Tod

„Der Tod ist groß. Wir sind die Seinen
lachenden Munds. Wenn wir uns
mitten im Leben meinen, wagt er zu weinen
mitten in uns."

Rainer Maria Rilke

Damit Erwachsene mit Kindern Abschied, Sterben, Tod und Trauer thematisieren können, ist es notwendig, dass sie selbst über das Leben und dessen Ende nachdenken. Es ist eine grundlegende Voraussetzung für die Begleitung von Kindern, dass Erwachsene sich damit beschäftigen, wie sie selbst über den Vorgang des Sterbens denken, über den Moment des Todes und über ihre Vorstellung vom Danach.

Um dazu beizutragen, dass das verdrängte Thema Sterben und Tod wieder einen Platz in unserer Gesellschaft bekommt, hat z.B. Max Frisch einen ganz eigenen Fragebogen mit 25 Fragen zur persönlichen Auseinandersetzung mit dem Thema Tod und Sterben entworfen. Er fordert dazu auf, sich über den eigenen Tod Gedanken zu machen und sich vorzustellen, was einem beim Denken an den eigenen Tod als Erstes in den Sinn kommt („Eine Landschaft? Eine Weltlage? Oder gar die Unordnung in der eigenen Schublade?"; Frisch 1989). Dieses Nachdenken über die eigene Sichtweise auf das Thema Tod ist gleichzeitig eine intensive, gewinnbringende Auseinandersetzung mit dem eigenen Leben. Vielleicht gelingt es, sich mit Familienangehörigen und Freunden über diese oder vergleichbare Fragen auszutauschen. Gefühle und Sichtweisen können sich dadurch wandeln und man entwickelt Sicherheit im Umgang mit schwierigen Lebensthemen.

Sich einzufühlen ist der Versuch, andere Menschen besser zu verstehen.

Ein Rückblick in die persönliche Lebensgeschichte hilft einem erwachsenen Menschen, anhand selbst gemachter Erfahrungen zu erkennen, wie die eigenen Denkmuster und Sichtweisen zum Thema Sterben und Tod sind. Biografiearbeit ermöglicht das Erinnern an eigene Erfahrungen und trägt dazu bei, diese besser zu verstehen.

Zum Ausprobieren

Folgende Fragen können dabei helfen, sich mit erlebten Verlusterfahrungen und den damit verbundenen Erinnerungen auseinanderzusetzen. Nehmen Sie sich Zeit und beantworten Sie die Fragen für sich selbst. Spüren Sie nach, welche Emotionen Sie wahrnehmen. Versuchen Sie, diese zu beschreiben.

- *Welche Verlusterfahrungen gab es in meiner Kindheit?*
- *Gab es in meiner Kindheit einen Verlust, den ich stark betrauert habe?*
- *Gab es Menschen, die sich um mich gekümmert haben?*
- *Wurde in meiner Familie über den Tod gesprochen?*
- *An welche Trauerrituale erinnere ich mich?*
- *Wie sind Erwachsene mit meiner Trauer umgegangen?*
- *Was hat mir gut getan?*
- *Was hätte ich mir in der jeweiligen Situation gewünscht?*
- *Fürchte ich mich vor dem Tod und seit welchem Alter?*
- *Wie kann ich diese Angst überwinden?*

Die ehrliche, authentische Selbstwahrnehmung hilft, unterschiedliche Emotionen und Gefühle zu spüren. Dies ist eine wichtige Voraussetzung dafür, sich in andere Menschen einzufühlen und sie besser verstehen zu können.

Zum Weiterlesen

Frisch, M. (1989): Tagebuch 1966 bis 1971. Suhrkamp, Frankfurt / Main.

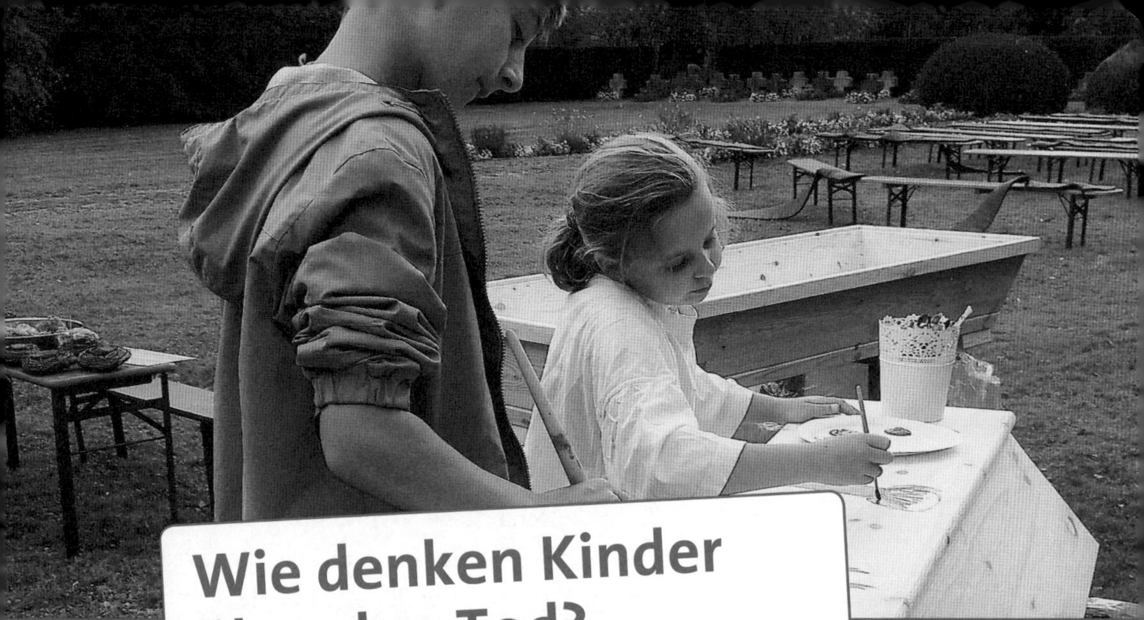

Wie denken Kinder über den Tod?

Das Wissen um Vergänglichkeit und Tod entwickelt sich beim Kind im Laufe seiner Entwicklung. Eine konkrete Vorstellung von Ursachen und Folgen des Todes haben Kinder etwa ab dem 10. Lebensjahr. Je nach Alter und Entwicklungsstand begreifen Kinder die Welt anders. Auch bisher gemachte Erfahrungen und Erlebnisse beeinflussen ihre Gedanken. Darum sind die Vorstellungen über den Tod bei Kindern nicht immer gleich.

2

Kinder gehen unbefangen mit dem Thema Tod um.

Kinder sind neugierig und interessiert an allem, was sie sehen und erleben. Sie stellen Fragen und erwarten Antworten, die sie verstehen können. Manchmal genügt es, Fragen aufzugreifen, um mit den Kindern ins Gespräch zu kommen. Bei den meisten Themen gelingt das gut. Wie aber reagieren Erwachsene auf die Unbefangenheit, mit der Kinder über das Sterben und den Tod sprechen? Die Unsicherheit der Erwachsenen und die gesellschaftliche Verdrängung des Todes aus unserer Lebenswirklichkeit wirken sich auf die Sichtweise der Kinder aus. Die religiöse und kulturelle Tradition der Familie und des sozialen Umfeldes, in dem sie aufwachsen, beeinflusst ihr Denken und ihr Handeln. Auch Medien, durch die Kinder teils auf sehr distanzierte Weise, teils durch brutale Berichterstattung über spektakuläre Unglücksfälle und Morde, mit dem Tod von Menschen konfrontiert sind, beeinflussen stark die Todesvorstellungen. Kinder sind aufmerksam und nehmen Stimmungen und Gesprächshintergründe wahr.

Die meisten Kinder treffen schon sehr früh auf Beispiele des Todes. Sie entdecken einen toten Regenwurm oder einen toten Vogel und beobachten das tote Tier, das reglos ist und auf nichts reagiert. Die Beobachtung weckt Neugier und die Kinder bekommen von Erwachsenen oder anderen Kindern eine Erklärung. Aus diesen teils unterschiedlichen Erklärungen entwickeln sich die eigenen Vorstellungen (Bowlby 2006).

Beispiel

Manuel, 4 Jahre alt, erzählt beim Mittagessen: „Ich habe was Lustiges gehört. Ein Mann ist in den Himmel gekommen. Mama, das geht doch gar nicht. Witzig, oder?“ Wenige Tage später geht er mit seiner Oma über den Friedhof und fragt: „Liegen da auch Männer?“

Das Beispiel zeigt deutlich, dass der Junge sich mit dem, was er gehört hat, auseinandersetzt. Die Antwort seiner Mutter beschäftigt ihn und er vergewissert sich bei einer weiteren Person, ob das wohl stimmt, dass Männer auf dem Friedhof begraben sind. Das, was Erwachsene ihm erklären, beeinflusst seine Sicht.

Weitere Kompetenzen spielen bei der Todesvorstellung eine Rolle: Die Fähigkeit, die Zeit wahrzunehmen, das Denken sowie die Entwicklung der sozialen Kompetenz. Kinder der gleichen Altersstufe können sehr unterschiedliche Vorstellungen vom Tod haben (Franz 2008). Die Übergänge in neue Entwicklungsstufen verlaufen fließend. Die Altersangaben in den Kapiteln sind darum lediglich als Anhaltspunkte zu verstehen.

Kleinkinder bis zum 3. Lebensjahr

Kinder unter 3 Jahren haben noch keine Vorstellung von der Endlichkeit. Zeiträume sind für sie abstrakt und nicht zu begreifen. Vorübergehende Trennungen oder der endgültige Verlust von nahestehenden, vertrauten Personen werden wahrgenommen. Da sie kein Zeitgefühl haben und von der Bezugsperson abhängig sind, kann eine vorübergehende Trennung sie in Angst und Panik versetzen (Finger 2001). Die Abwesenheit vertrauter Personen wird schmerzlich erlebt und betrauert.

Kleinkinder haben noch keine Vorstellungen vom Tod.

Vorschulkinder im Alter von 3 bis 5 Jahren

Kinder dieser Altersstufe haben eine sehr unrealistische Vorstellung vom Tod. Sie kennen den Begriff „tot", jedoch nicht die volle Bedeutung. „Totsein" ist für sie ein vorübergehender Zustand, der sich wieder verändern kann. Sie denken, dass derjenige, der fortgeht, auch wiederkommen kann. Auch im Rollenspiel hat der Tod Bedeutung, doch auch hier nur als vorübergehenden Zustand. Die Auseinandersetzung mit Ernst und Wirklichkeit findet im Spiel der Kinder statt (Finger 2001).

Der Tod wird als Zustand begriffen, der vorübergehend ist und sich wieder verändern kann.

Zeitliche Begriffe können Kinder nur mit anschaulichen Mitteln erfassen. Die Vorstellung, dass etwas „ewig" dauert oder „für immer" weg ist, wird nicht begriffen. Vage Todesvorstellungen werden entwickelt, die jedoch eher den Zustand von Abwesenheit beschreiben. Wer nicht da ist, so denken sie, kann ja wiederkommen. Gleichzeitig haben die Kinder mitbekommen bzw. vielleicht auch schon in der eigenen Familie erfahren, dass alte Menschen sterben. Das eigene Sterben wiederum ist nicht in ihrer Vorstellung. In diesem Alter denken Kinder, dass nur alte und böse Menschen sterben (Finger 2001).

Das folgende Beispiel zeigt, wie schon kleine Kinder den Tod eines alten Menschen als naturgegeben betrachten können, ja, sogar den Tod als zum Leben dazugehörig begreifen.

Beispiel

Der 5-jährige Julian besucht mit seinen Eltern den sterbenden Urgroßvater, zu dem er eine innige, emotionale Bindung hat, im Altenheim. Ohne Hemmung und sehr zielgerichtet begrüßt das Kind den Urgroßvater mit den Worten: „Opa Alfons, du bist schwer krank, du bist bald tot." Später erklärt Julian der Verwandtschaft, die im Zimmer ist: „Der Opa Alfons geht jetzt bald auf die Himmelswiese. Dort gibt es lauter Blumen, die glitzern, und in der Mitte steht ein großer Baum, größer als der Eiffelturm. Dort geht er hin, da geht es ihm gut. Ich werde auch mal so alt, dann geh ich auch auf die Himmelswiese."

Grundschulkinder im Alter von 6 bis 9 Jahren

Allmählich begreifen Kinder die Endgültigkeit.

Grundschulkinder wissen, dass alle Lebewesen sterben müssen. Die Endgültigkeit des Todes wird allmählich begriffen. Sie entwickeln ein sachliches, ganz nüchternes Interesse an Dingen, die mit dem Tod zu tun haben. Der Unterschied von Leben und Tod wird in diesem Alter verstanden und ein realistisches Todeskonzept entwickelt sich. Kinder in diesem Alter interessieren sich dafür, wie ein verstorbener Mensch aussieht und was nun mit ihm geschieht (Finger 2001).

Die Kinder beginnen, den Tod auch auf die eigene Person zu beziehen. Diese Erkenntnis kann zu Ängsten führen. Die Angst vor dem Tod besteht jedoch vor allem in der Angst, verlassen zu werden (Finger 2001).

Kinder hören Gespräche von Erwachsenen, sie hören oder sehen Nachrichten und sind dadurch vielfältigen Informationen ausgesetzt, die sie nicht immer verstehen können. Dazu gehören beispielsweise Themen wie Unfälle, Krankheit, Verbrechen, Katastrophen und Krieg. Auch wenn Kinder nicht unmittelbar davon betroffen sind, denken sie über diese Themen nach. Im Rollenspiel z.B. setzen sie sich spielerisch mit den unterschiedlichen Verhaltensweisen und Lebenssituationen auseinander, wobei auch der Tod einen wichtigen Inhalt darstellt. Dies zeigt deutlich das Interesse der Kinder an elementaren Lebensthemen (Franz 2008). Auch im kreativen Malen setzen sich Kinder mit unfassbaren Themen auseinander, um diese zu begreifen und zu bewältigen.

Kinder ab dem 10. Lebensjahr

Die Frage, was nach dem Tod kommt, gewinnt zunehmend an Bedeutung.

In dieser Altersstufe wird der Tod als endgültiges Ende des Lebens begriffen. Das Interesse an biologischen Aspekten des Sterbens wächst. Die bedeutende Fragestellung ist nun, was mit dem toten Körper geschieht. Beispielsweise wollen die Kinder wissen, wie ein Sarg aussieht, was mit einer Urne geschieht oder wie eine Beerdigung verläuft.

Kinder möchten die Welt begreifen und stellen auch die Frage nach dem Sinn des Lebens. Durch die vermehrt sachliche Herangehensweise an Fakten reift die Vorstellung vom Tod und wird immer mehr mit dem Verständnis Erwachsener vergleichbar. Die Kinder haben erkannt, dass alle Lebewesen sterben und auch junge Menschen sterben können (Finger 2001).

Sterben wird als abschließendes und endgültiges Ereignis erkannt.

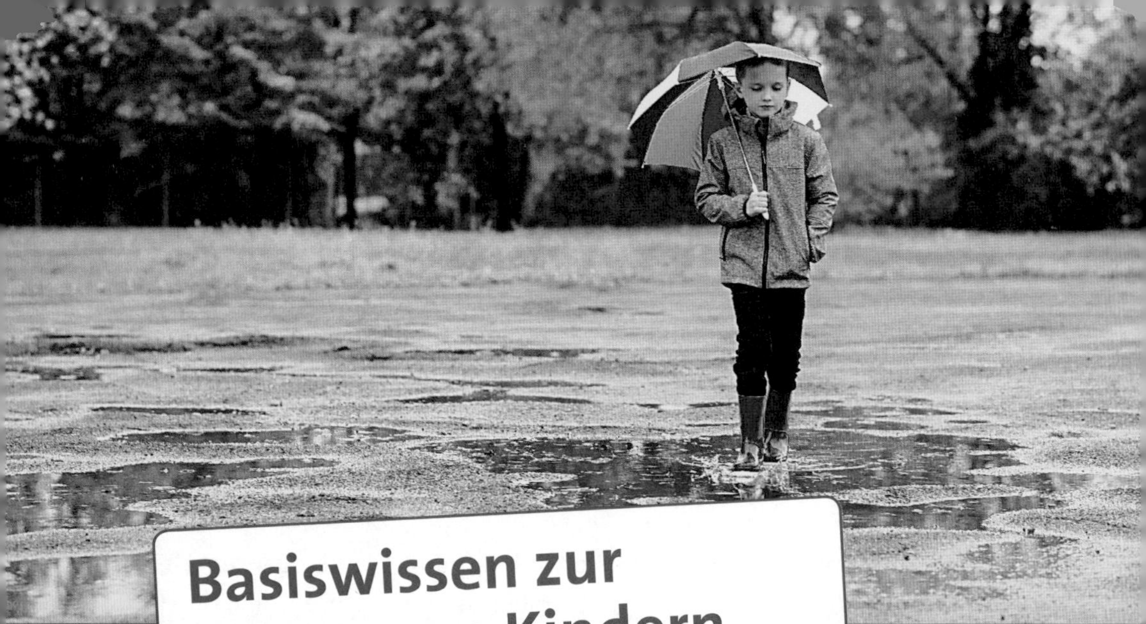

3 Basiswissen zur Trauer von Kindern

Trauer ist die natürliche Reaktion des Menschen auf eine Verlusterfahrung. Es gibt im Leben viele Verlusterfahrungen, die betrauert werden. Die schlimmste Erfahrung ist der Tod eines geliebten Menschen. Wenn Kinder bereits in frühem Alter Erfahrung mit dem Sterben machen müssen, benötigen sie eine achtsame Begleitung. Wissen um mögliche Phasen der kindlichen Trauer und mögliche Trauerreaktionen sind für eine Begleitung unentbehrlich.

Jeder Mensch erlebt die Zeit der Trauer unterschiedlich intensiv und unterschiedlich lang.

Der Verlust eines nahestehenden Menschen hat Trauer zur Folge. Kein Mensch kann sich den Gefühlen der Trauer entziehen. Trauer ist ein Zustand emotionaler Vielfalt. Trauernde erleben Gefühle wie Traurigkeit, Wut, Zorn, Verzweiflung oder sind auch Schuldgefühlen ausgesetzt. Diese auszuhalten und zu bewältigen, erfordert von Betroffenen viel Lebensenergie und Zeit.

Trauer ist eine tiefgreifende Erfahrung, die den ganzen Menschen erfasst. Die Zeit der Trauer ist für Erwachsene und für Kinder notwendig, um einen schmerzhaften Verlust zu begreifen und zu bearbeiten. Trauer hat die wichtige Funktion, dass der Trauernde lernt, mit dem Schmerz umzugehen und den Verlust in das eigene, veränderte Leben zu integrieren.

Kinder und Erwachsene benötigen Trauerzeiten.

Die Zeit der Trauer ist kein linear verlaufender Vorgang mit einem Anfang und einem Ende. Trauernde durchlaufen eher verschiedene Phasen, die in Dauer und Intensität individuell sehr unterschiedlich sind. Verschiedene theoretische Modelle des Trauerprozesses versuchen, Anhaltspunkte zum besseren Verständnis zu geben.

Die vier Phasen der Trauer nach Verena Kast

- **Phase des Nicht-Wahrhaben-Wollens:** Die erste Reaktion auf die Nachricht vom Tod kann eine Empfindungslosigkeit hervorrufen. Diese darf nicht als Gefühlslosigkeit gedeutet werden. Es ist eher ein Gefühlsschock. Betroffene fühlen sich erstarrt. Dieser Gefühlsschock ist nicht nur die Verdrängung der unangenehmen Nachricht. Er ist auch die Überwältigung von einem zu starken Gefühl, mit dem nicht umgegangen werden kann. Der Zeitraum dieser Phase des Nicht-Wahrhaben-Wollens kann wenige Stunden oder auch einige Tage umfassen. Bei plötzlichen Todesfällen hält diese Phase meist länger an.

- **Phase der aufbrechenden Emotionen:** Nach der ersten Phase der Empfindungslosigkeit, in der es scheint, als hätten Trauernde den Verlustschmerz unter Kontrolle, folgt die Phase der aufbrechenden Emotionen. Ausbrüche von Wut und Zorn wechseln sich ab mit Niedergeschlagenheit, Schmerz und Schuldgefühlen. Die Suche nach dem Schuldigen ist ein Auflehnen gegen die Hilflosigkeit und Ohnmacht angesichts des Todes. Massive Ausbrüche von Zorn und Wut zeigen sich vor allem dann, wenn Menschen plötzlich sterben oder Gewalt die Ursache des Todes ist.

- **Phase des Suchens und Sich-Trennens:** In dieser Phase hat der Trauernde das Bedürfnis, immer wieder über den verstorbenen Menschen zu sprechen. Die Suche nach Erinnerungen zeigt, dass eine Beziehungsmöglichkeit oder Beziehungsfähigkeit über den Tod hinaus möglich ist. Der verstorbene Mensch kann dadurch in dem neuen, veränderten Lebensgefüge seinen Platz finden. Das Suchen-Finden-Trennen beschreibt Verena Kast als die Auseinandersetzung mit dem verstorbenen Menschen in der Gewissheit, dass nichts mehr so sein wird, wie es war.

- **Phase des neuen Welt- und Selbstbezugs:** Der Verlust des Verstorbenen wird langsam akzeptiert und neue Lebensmuster können entstehen, ohne dass der Verstorbene dadurch ins Vergessen gerät. Er wird eher als eine Art innerer Begleiter erlebt. Die Trauer weicht einem neuen Lebensgefühl und der Akzeptanz der veränderten Lebenssituation. Neue Selbstachtung und zurückgewonnenes Selbstvertrauen werden jedoch immer wieder von Zweifeln und Trauergefühlen begleitet. In dieser Phase beginnen Trauernde, langsam wieder Freude am Leben zu haben (Kast 1993).

Ähnlich wie Verena Kast beschreibt Gertraud Finger „Stationen der Trauer“, die dazu dienen sollen, die unterschiedlichen Gefühle besser verstehen und einordnen zu können. Zu bedenken ist immer, dass die Trauer ein individuelles Erleben ist und jeder Mensch auf seine eigene Art und Weise trauert. Bei fast allen Trauernden jedoch treten bestimmte Gefühlszustände auf. Es ist hilfreich, diese zu kennen. Sie dienen nicht dazu, den Verlauf der Trauer festzulegen oder zu messen, sondern dazu, die Trauer besser zu verstehen. Oft gehen verschiedene Phasen / Zeiten ineinander über, werden übersprungen oder wiederholt. Trauer ist ein Zustand, der nie abgeschlossen ist. Trauer verändert sich, kann aber jederzeit wieder ausbrechen.

Jeder Mensch trauert individuell. Jedes Kind trauert anders. Die biografische Geschichte und die jeweilige Lebenssituation haben Einfluss auf den Verlauf der Trauer. Unerledigte Trauer kann die Gesundheit beeinträchtigen (Canacakis 2011).

Trauer ist keine Krankheit, aber eine Belastung für den Körper und die Seele.

Trauernde haben ein erhöhtes Erkrankungsrisiko. Der Verlust eines nahestehenden Menschen ist eine große Belastung. Die Bewältigung – im Übrigen auch die Verdrängung – braucht Energie. Die Gesellschaft unterschätzt diese Belastung, was dazu führt, dass Trauernden zu wenig Zeit für die Bewältigung ihrer Trauer zugestanden wird (Lammer 2014). Es ist daher notwendig, der Trauer Beachtung zu schenken. Dies gilt für Kinder und Erwachsene gleichermaßen.

Die fünf Zeiten der Trauer nach Gertraud Finger

- **Zeit des Leugnens:** Der erlittene Verlust ist so überwältigend, dass Trauernde ihn nicht wahrhaben können. Die Todesnachricht versetzt Betroffene in einen Zustand der Benommenheit. Starrheit und Gefühlslosigkeit schaffen Abstand von der Wirklichkeit und befähigen Menschen dazu zu funktionieren. Sie sind beispielsweise in der Lage, Freunde zu benachrichtigen und alle notwendigen Schritte bei der Vorbereitung zur Beerdigung zu tun. Dieser Gefühlszustand ermöglicht Trauernden, das Unfassbare zu überstehen. Auch bei Kindern ist der Schock ein Selbstschutz, der sie vor der Überwältigung durch ihre Gefühle bewahrt.
- **Zeit der Gefühlsausbrüche:** Die starken Gefühle der Trauer können nicht verdrängt werden. Nach der Zeit des Leugnens und der Starre brechen unterschiedliche Gefühle auf. Zorn und Wut zeigen, dass der Tod noch nicht akzeptiert ist. Aggressives Verhalten gegenüber der Außenwelt und auch sich selbst gegenüber sind Versuche, sich der Endgültigkeit des Todes und der eigenen Ohnmacht zu widersetzen. Dem Schicksal ausgeliefert zu sein, erzeugt Verunsicherung, Wut, Leere und Verzweiflung.
- **Zeit des Abschiednehmens:** Starke Gefühlsschwankungen sind in dieser Zeit möglich. Es ist die Zeit der Sehnsucht nach dem verstorbenen Menschen und der Suche nach einer Verbindung zu ihm. Nun sind Gegenstände, die an den verstorbenen Menschen erinnern, von großer Bedeutung. Sie sind ein Zeichen seiner Nähe und schenken Trost. Für Kinder sind diese Erinnerungen an den verstorbenen Menschen besonders wichtig.
- **Zeit der Erschöpfung:** Das Leiden der Trauernden ist in dieser Zeit offensichtlich. Den emotionalen Belastungen folgt körperliche Erschöpfung. Das Immunsystem ist geschwächt, was dazu führt, dass Trauernde leichter erkranken. Bei Kindern kann es zu Veränderungen in ihrer Entwicklung und zu einem Rückfall in frühere Entwicklungsstufen kommen. Diese Regression wird als sinnvolles Verhalten bewertet, weil die Kinder ihre Kräfte schonen. Sie brauchen ihre ganze Energie dafür, ihre veränderte Lebenssituation zu bewältigen.
- **Zeit des Neubeginns:** Der schwerste Schritt für Trauernde ist, die Realität des Todes anzuerkennen. Das Getrenntsein von einem geliebten Menschen wird als endgültig verstanden. Wer für sich erkannt hat, dass nach dem Verlust nicht alles zu Ende ist, dass der verstorbene Mensch eine Bereicherung für das eigene Leben bleibt, ist in der Lage, einen neuen Lebensplan zu entwerfen (Finger 2001).

Kinder auf den Tod eines nahestehenden Menschen vorbereiten

Kinder haben nicht immer den Mut, Fragen zu stellen.

Das Wissen um den bevorstehenden Tod eines nahestehenden Menschen belastet Angehörige und Freunde. Besonders schwer wird es, wenn Kinder betroffen sind. Oft fehlen die Worte und oft fehlt der Mut dazu, Kindern zu sagen, dass ein Mensch sterben wird. Das Schweigen hilft Kindern jedoch nicht. Sie haben gute Antennen und sie spüren Stimmungsveränderungen. Wenn ein Problem die Familie belastet und nicht mit den Kindern besprochen wird, fühlen sie sich ausgegrenzt, sind verunsichert und beunruhigt. Sie haben dann häufig nicht den Mut, Fragen zu stellen, weil sie spüren, dass diese nicht erwünscht sind.

Vorbereitung ermöglicht dem Kind, sich gedanklich und gefühlsmäßig auf den Tod einzustellen.

Kinder sind belastbar und können viel verkraften. Aber sie brauchen dazu das Vertrauen zu Erwachsenen, die sie mit ihren Fragen und Ängsten nicht allein lassen. Kindern kann behutsam erklärt werden, wie die Situation ist und wie sie sich voraussichtlich verändern wird. Dadurch haben sie die Möglichkeit, sich mit dem, was geschieht, auseinanderzusetzen. Es hilft Kindern, wenn sie in den Verlauf der Krankheit eines nahestehenden Menschen einfühlsam eingebunden werden. Ebenso erleben Kinder den Prozess des Älter- und Gebrechlichwerdens als naturgegeben, wenn sie daran teilhaben dürfen.

Die bekannte Sterbeforscherin Elisabeth Kübler-Ross hat sich auch mit der Trauer von Kindern beschäftigt. Sie beschreibt, wie wichtig es ist, dass Kinder das Ende der Lebenszeit von nahen Angehörigen miterleben können (Kübler-Ross 2008). Doch selbst wenn Kinder in Veränderungsprozesse einbezogen werden, führt das nicht dazu, dass die Trauer der Kinder nach dem Tod des geliebten Menschen weniger schmerzlich wird.

Die Vorbereitung der Kinder dient dazu, dass das Entsetzen über die Todesnachricht nicht so überwältigend ist und dass der Tod nicht schlagartig ins Leben tritt. Gespräche in einer geborgenen Atmosphäre mit Informationen darüber, was es beispielsweise im Krankenhaus bei seinem Besuch erwartet, geben dem betroffenen Kind Halt und Sicherheit. Es spürt, dass es nicht alleingelassen ist in einer unüberschaubaren Lebenssituation. Geeignete Literatur kann für Kinder eine große Hilfe darstellen. In Büchern und Geschichten erfahren sie von ähnlichen Lebenssituationen, in denen sie sich und ihre Lebensrealität wiederfinden können (Serviceteil Literatur und Medientipps).

Kinder müssen die Nachricht vom Tod umgehend und behutsam übermittelt bekommen.

Wenn bei einem plötzlichen Tod keine Vorbereitung möglich war ▸ Eine besonders große emotionale Belastung tritt ein, wenn die Todesursache ein Unfall oder eine Naturkatastrophe ist oder der Tod durch eine plötzliche Erkrankung wie einen Herzinfarkt oder einen Hirnschlag herbeigeführt wird. Das Leben der Angehörigen wird in solchen Fällen von einer Sekunde auf die andere existenziell verändert. Das Leben gerät aus den Fugen, nichts ist mehr, wie es vorher war. Trotz aller Tragik, die plötzliche Todesfälle in Familien bringen, ist es notwendig, Kindern zeitnah die Geschehnisse zu erklären. Bevor Kinder in Kindergarten, Schule, bei Freunden oder durch zufällige Gespräche von dem Ereignis hören, brauchen sie Informationen darüber, was geschehen ist.

Sterben nahestehende Menschen durch Selbsttötung oder durch Gewaltverbrechen, kann das für Familienangehörigen der Grund für erschwerte Trauer oder für Traumatisierung sein.

Wenn Kinder mit dem Tod konfrontiert sind

Auch wenn es möglich war, Kinder auf das bevorstehende Ereignis vorzubereiten, kommt die Nachricht vom Tod für das Kind immer plötzlich. Jede Verlusterfahrung ist schmerzlich und verändert das Leben des Kindes. Das Kind hat ein Recht auf Trauer und Trost.

Tod eines Haustieres

Kinder können zu einem Haustier große Zuneigung und Liebe entwickeln. Wenn ein Haustier stirbt, das über Jahre liebevoll gepflegt und zum Freund des Kindes wurde, erlebt das Kind einen erschütternden Verlust (Gebhard 2013). Aufgrund der Liebe zu diesem Haustier ist die Trauer intensiv und schmerzlich. Nichts kann das Tier ersetzen. Es ist wichtig, dass ein Kind um das verstorbene Tier, das ein guter Freund von ihm war, trauern darf. Damit dies gelingt, braucht das Kind Trost und Zuwendung. Ein toter Hamster oder der gestorbene Hase kann, unter Mitwirkung des Kindes, liebevoll beerdigt werden. Die Gestaltung des Grabes mit Blumen und Steinen ermöglicht dem Kind, dem geliebten Tier noch mal einen lieben Dienst zu erweisen. Auch Gespräche über das Tier und über die gemeinsame Zeit mit ihm helfen dem Kind, die Trauer zu überwinden (Finger 2001). Es hat dadurch die Möglichkeit, die Bewältigung eines schmerzlichen

Verlustes zu erlernen. Auch wenn die Trauer um ein verstorbenes Haustier sehr groß sein kann, dauert sie in der Regel nicht so lange wie die Trauer um einen verstorbenen Menschen.

Tod eines nahestehenden Menschen

Unterschiedliche Menschen stehen zu Kindern in engen Verbindungen und haben Bedeutung in ihrem Leben. Der Tod eines nahestehenden Menschen ist nicht nur ein schmerzlicher Verlust, sondern auch ein Ereignis, das die Lebenswirklichkeit des Kindes entscheidend verändert.

Der Tod von jungen Menschen passt nicht in die Vorstellung von Kindern.

Wenn eine Erzieherin stirbt, die die Kinder durch den Alltag der Kindertageseinrichtung begleitet hat, oder ein geliebter junger Mensch aus der Verwandtschaft, kann das für Kinder zu einer bedrohlichen Situation werden. Die Todesvorstellung jüngerer Kinder ist, dass alte Menschen sterben. Der Tod eines jungen Menschen passt nicht in ihre Gedankenwelt, er beängstigt Kinder stark, sie fühlen sich unmittelbar betroffen. Sie brauchen verständnisvolle Informationen und Erklärungen darüber, dass auch junge Menschen sterben können.

Umschreibungen führen bei Kindern zu Verunsicherung.

Kinder brauchen vertrauliche Gespräche über die Ursache des Todes. Gut gemeinte Umschreibungen, die sie vor der Wirklichkeit schonen sollen, führen zu Verunsicherung und dazu, dass sich Kinder mit ihren Fragen nicht ernst genommen fühlen. Es ist für Kinder ganz schwer zu akzeptieren, dass ein Verkehrsunfall oder eine schwere Erkrankung Grund für den Tod eines nahestehenden Menschen ist. Aber die Wahrheit ist für sie eher zu ertragen als ihre eigenen unkontrollierten Fantasievorstellungen und Ängste, die sich besonders dann entfalten, wenn sie mit unbeantworteten Fragen und Halbwahrheiten sich selbst überlassen bleiben (Franz 2008).

Tod eines Kindes

Stirbt ein Kind aus dem nahen Lebensumfeld (Nachbarschaft, Kindergartengruppe, Schule), entstehen noch größere Verunsicherungen und Ängste bei Kindern. In ihren Augen wird gleichsam ein Naturgesetz umgedreht. Ihr Weltbild, nach dem nur alte und böse Menschen sterben müssen, gerät ins Wanken. Sie beziehen den Tod auf sich und ihr eigenes Leben. Sie fragen sich, ob auch sie oder ihre Geschwister bald sterben werden (Franz 2008).

Es tauchen viele Fragen auf und den Erwachsenen fällt es meist schwer, angemessene Antworten zu finden. Kinder dürfen erfahren, dass auch Erwachsene nicht alle Fragen beantworten können. Sie dürfen spüren, dass auch sie nach dem Tod eines Kindes bestürzt und verzweifelt sind. Für alle Betroffenen ist es trotzdem hilfreich, über das verstorbene Kind und sein Sterben zu sprechen. Kinder einer Kindergartengruppe oder Schulklasse brauchen Rituale, um sich liebevoll an das verstorbene Kind zu erinnern. Auch ein gemeinsames Abschiednehmen mit der Familie des verstorbenen Kindes hilft bei der Bewältigung der Trauer um ein verstorbenes Kind (Franz 2008) (Kap. 4 – Trauernde Kinder begleiten).

Den Kindern wird die eigene Sterblichkeit bewusst.

Tod der Großeltern

Kinder dürfen wissen, warum auch ihre Eltern traurig sind.

Viele Kinder haben zu ihren Großeltern eine innige emotionale Bindung. Je nachdem wie intensiv diese Beziehung gelebt wurde, kann der Tod von Großeltern ein schwerer Verlust im Leben von Kindern sein, der zu großer Trauer führt. Kinder erleben auch die Trauer der Eltern, die um ihren verstorbenen Vater oder die verstorbene Mutter weinen. Vielleicht haben sie ihre Eltern zuvor noch nie so traurig gesehen. Sie dürfen wissen, warum das so ist, sie dürfen wissen, dass auch Erwachsene trauern.

Wenn der Tod nach einem erfüllten Leben in hohem Alter eintritt, erleben Kinder den Tod von Großeltern eher als das natürliche Ende eines langen Lebens. Sie wissen, dass alte Menschen sterben, und können den Tod von Großeltern besser in den natürlichen Lebensverlauf einordnen. Gespräche über den verstorbenen Opa, Erinnerungsrituale und die Möglichkeit, Abschied zu nehmen, sind für Kinder hilfreich, um die Trauer zu überwinden (Franz 2008).

Tod eines Geschwisterkindes

Der Tod des eigenen Kindes ist für Eltern der schwerste und schmerzlichste Verlust, der sie in ihrem Leben treffen kann. Stirbt ein Kind in der Familie, dann stirbt für die Eltern ein Teil von ihnen mit all ihren Hoffnungen, Wünschen und Zukunftsplänen. Die Trauer um ein verstorbenes Kind verändert das Lebenskonzept von Eltern. Für Geschwisterkinder verändert sich das Leben nach dem Tod einer Schwester oder eines Bruders ebenso nachhaltig. Zu dem unbegreiflichen Verlust des Geschwisterteils sind sie mit der Trauer und dem Schmerz ihrer Eltern konfrontiert. Kinder erleben die Veränderungen der Beziehung zu ihren Bezugspersonen. Darüber mit den Kindern zu sprechen und diese Wandlung zu erklären, ist für alle Betroffenen wichtig (Rechenberg-Winter / Fischinger 2010).

Kinder fühlen sich schnell unbeachtet und ungeliebt.

Nach dem Tod eines Kindes sind nahe Familienangehörige emotional kaum in der Lage, sich ausreichend um die verbliebenen Geschwister zu kümmern. Daher werden diese in der familiären Trauer manchmal übersehen und ihrer Trauer wird zu wenig Beachtung geschenkt. Trauernde Geschwister können ihre Gefühle in der Familie oftmals nicht ausdrücken. Sie spüren den Schmerz der Eltern und nehmen sich zurück. Nach dem Tod eines Geschwisterteils fühlen sich Kinder oft einsam, ungeliebt und überflüssig (Specht-Tomann / Tropper 2011).

Der Tod eines Geschwisterkinds verändert das Familiengefüge nachhaltig.

Zu ihrer Trauer um das verstorbene Geschwisterkind kommen Ängste und Fragen. Sie vermissen schmerzlich Bruder oder Schwester. Sie fühlen sich zu wenig beachtet und meinen, dass sich in der Familie alles nur noch um das verstorbene Kind dreht. Gleichzeitig bemühen sie sich, die Eltern zu trösten. Sie trauen sich nicht mehr, fröhlich zu sein, denn sie würden dies als Verrat am verstorbenen Geschwisterkind empfinden. Manche Kinder entwickeln Abwehrstrategien, um sich der familiären Trauer zu entziehen. Sie brauchen die Auseinandersetzung mit den Veränderungen, die der Tod eines Geschwisterkinds mit sich bringt, damit sie ungezwungen in der Familie leben können.

Auch die Familienkonstellation verändert sich, vergleichbar mit einem Mobile, bei dem ein Teil weggefallen ist und das dadurch ins Ungleichgewicht gerät. Es ist eine Lücke entstanden, die durch nichts ersetzt werden kann.

Ging dem Tod eines Kindes eine lange Krankheit voraus, mussten Geschwisterkinder in dieser Zeit viel Rücksicht nehmen. Die Eltern waren ausgelastet mit der Fürsorge um das kranke Kind. Der Tod des Geschwisterkindes bringt dadurch zwiespältige Gefühle mit sich. Zu der Bestürzung über den Tod kommen das Gefühl der Erleichterung und die Hoffnung, die Eltern würden nun mehr Zeit für sie haben. Gleichzeitig sind solche Gedanken belastend und sorgen für ein schlechtes Gewissen – so, als hätten sie sich den Tod des Geschwisterkinds gewünscht. Sie fühlen sich schuldig und manche Kinder denken, dass sie sich zu wenig um das kranke Geschwisterkind gekümmert haben (Franz 2008). Diesen Schuldgefühlen kann entgegengewirkt werden, indem Erwachsene sich immer wieder Zeit nehmen, um in liebevoller Atmosphäre die Ereignisse mit den Kindern zu reflektieren. Das heißt vor allem, Kindern die Möglichkeit zu geben, ihre Gedanken zu äußern. Dazu brauchen sie Erwachsene, die ihnen zuhören und ihre Sorgen ernst nehmen. Die gemeinsame Auseinandersetzung mit dem zunächst Unbegreiflichen ist für alle Familienangehörigen eine Hilfe, um mit der Situation zurechtzukommen.

Stirbt der Bruder oder die Schwester, geht eine enge, vertraute Beziehung zu Ende.

Tod eines Elternteils

Der Tod von Vater oder Mutter ist für Kinder ein Schicksal, das ihr ganzes Leben prägt. Der Verlust eines Elternteils ist für Kinder die tiefgreifendste Verlusterfahrung und wirft sie in eine existenzielle Krise. Zur Trauer um die verstorbene Mutter oder den verstorbenen Vater kommen zahlreiche Ängste hinzu. Kinder, die in diesem Alter auf die Fürsorge der Eltern angewiesen sind, fürchten oft den anderen Elternteil auch noch zu verlieren. Dazu kommen Ungewissheit und Sorge darüber, wie das Leben nun überhaupt weitergehen kann. Junge Familien geraten nach dem Tod eines Elternteils auch leicht in materielle Schwierigkeiten. Die äußere Lebenssituation der Familie sollte nach Möglichkeit aufrechterhalten werden. Veränderungen, die z. B. ein Umzug mit sich bringt, haben neue Belastungen zur Folge. Schlimmstenfalls muss die Schule gewechselt werden, wodurch neben dem kompletten Lebensumfeld auch die bisherigen Freunde verloren gehen können.

Der Tod eines Elternteils bedeutet, dass ein ganzes Familiengefüge zusammenbricht. Kindern fehlt ein Mensch, von dem sie bedingungslos geliebt wurden. Kein anderer Mensch kann die einzigartige elterliche Liebe ersetzen. Die Bewältigung dieses existenziellen Verlustes hängt davon ab, ob es dem hinterbliebenen Elternteil trotz der eigenen Trauer gelingt, sich um die Trauer der Kinder ausreichend zu kümmern (Franz 2008).

Durch den Tod eines Elternteils ist die Alltagssituation instabil geworden. Neue, aber regelmäßige Abläufe sind für Kinder nun wichtig, damit eine Struktur entsteht, die ihnen Halt, Sicherheit und Verlässlichkeit gibt. Für Kinder, die durch den Tod eines Elternteils erschüttert und entwurzelt sind, ist es notwendig, dass sie weitere vertrauensvolle Bezugspersonen haben, durch die sie Nähe und Geborgenheit erfahren. Die Sehnsucht nach dem verstorbenen Elternteil bleibt, obwohl viele Kinder Sorge haben, die verstorbene Mutter oder den verstorbenen Vater zu vergessen.

Kinder haben Angst, Mutter oder Vater zu vergessen.

Unterstützung im Alltag ist für die zurückgebliebenen Familienmitglieder ebenso wichtig wie das Angebot zu Gesprächen und zur Möglichkeit, ihrer Trauer und ihrem Gedenken immer wieder Zeit und Raum zu geben.

Der Tod eines Elternteils kann für Kinder auch bedeuten, dass sie sich um ihre Kindheit betrogen fühlen. Sie möchten nun vernünftig, klug, stark und erwachsen sein und vielleicht sogar die Rolle des verstorbenen Elternteils übernehmen. Damit sind Kinder aber überfordert und können sich mit dieser Haltung nicht weiterentwickeln. Erwachsene haben die Aufgabe, dafür zu sorgen, dass Kinder altersentsprechend Kinder sein dürfen. Sie müssen ihnen ausreichend Aufmerksamkeit, Beachtung und Liebe schenken, sodass die Kinder trotz des Verlustes wieder Vertrauen ins Leben bekommen können. Die Sehnsucht nach der Mutter oder dem Vater wird immer bleiben.

Erinnerung an die gemeinsame Zeit macht traurig, aber tröstet.

Beispiel

Erwachsene, die in ihrer Kindheit die Mutter oder den Vater verloren haben, berichten immer wieder, dass sie mit dem Tod auch ihre Kindheit verloren haben.

Wenn sich jemand selbst das Leben genommen hat

Tod durch Suizid belastet Familienangehörige in besonders hohem Maße. Der Tod durch Selbsttötung kommt plötzlich und meist unerwartet. Die Lebensumstände der Angehörigen ändern sich schlagartig und radikal. Es folgen Schock und Sprachlosigkeit angesichts des Furchtbaren, was geschehen ist. Dazu kommt, dass die Selbsttötung in unserer Gesellschaft die am stärksten tabuisierte Todesursache ist (Paul 2008). Zu dem unfassbaren, rätselhaften Tod und der quälenden Frage nach dem „Warum?" kommen für Angehörige Schuldgefühle und Schuldzuweisungen. Einerseits wird der Verstorbene beschuldigt, die Hinterbliebenen im Stich gelassen zu haben. Andererseits geben sich Angehörige selbst die Schuld dafür, dass sie den Tod nicht verhindern konnten, und fühlen sich mitverantwortlich.

Einfühlsame Gespräche mit Kindern sind wichtig.

Hinterbliebene von Menschen, die sich selbst das Leben genommen haben, erleben oft, dass ihnen Verwandte und Nachbarn offen oder insgeheim Schuld an der Verzweiflungstat zuweisen. Kinder werden infolge großer Hilflosigkeit und Scham falsch informiert oder zum Schweigen über die Todesursache aufgefordert (Bowlby 2006).

Beispiel

Frau Musikan, deren Mann sich das Leben genommen hat, berichtet, dass sie in der ersten Zeit nach dem Tod ihres Mannes sehr viel Verständnis und Unterstützung in ihrem Umfeld erfahren habe. Erst später hat sie die indirekte oder auch direkte Schuldzuweisung, die an sie als Ehefrau gerichtet war, erfahren.

Wenn eine Familie mit der Selbsttötung eines Angehörigen konfrontiert ist, sind Erwachsene geneigt, die Kinder vor der schrecklichen Wahrheit zu schützen.

Unklare und falsche Informationen sind nicht hilfreich.

Durch falsche oder beschönigende Informationen gefährden Angehörige das Vertrauen der Kinder, die die wirkliche Todesursache möglicherweise auf anderem Wege erfahren. Kinder spüren das Entsetzen und die Ratlosigkeit, die nach einem Suizid in der Familie herrschen. Sie sind in ihrer Abhängigkeit auf ehrliche Informationen und einfühlsame Gespräche angewiesen. Kindgemäße und ehrliche Informationen vermeiden, dass die Kinder Schreckensfantasien ausgeliefert sind.

Informationen über den Suizid können in kleinen Schritten vermittelt werden. Hilfreich ist es, dem Kind zu ermöglichen, Fragen zu stellen. Bei den Gesprächen über Suizid ist zu beachten, dass in der Bezeichnung „Selbstmord" eine andere Wertung liegt, als in der Formulierung „hat sich das Leben genommen" oder „hat sich für den Tod entschieden" (Paul 2008).

Kinder brauchen Erklärungshilfen für ihre Fragen.

„Ein Kind, dessen Vater oder große Schwester sich getötet hat, kann vor dieser Tatsache nicht bewahrt werden, das Geschehene ist ein wichtiger Bestandteil der Lebensgeschichte des Kindes. Die Aufgabe der erwachsenen Bezugspersonen ist nicht, diese Geschichte ungeschehen zu machen, sondern vielmehr einem Kind dabei zu helfen, mit dieser Geschichte umzugehen" (Paul 2008, 126).

Es ist wichtig den Kindern zu vermitteln, dass sie keinerlei Schuld an der Entscheidung zur Selbsttötung haben und dafür in keiner Weise verantwortlich sind. Die erschwerte Trauer oder Traumatisierung, die bei Kindern durch die Selbsttötung von Angehörigen ausgelöst werden kann, benötigt einen äußerst sensiblen Umgang.

Zum Weiterlesen

An dieser Stelle möchte ich besonders auf das Arbeitsheft „Wenn sich jemand selbst getötet hat“ hinweisen. Trauerland, das Zentrum für trauernde Kinder und Jugendliche in Bremen, hat in Anlehnung an „After a Suicide“ ein Arbeitsheft entwickelt, das für betroffene Kinder ab dem 5. Lebensjahr geeignet ist.

Trauerland – Zentrum für trauernde Kinder und Jugendliche e. V. Bremen (2009): Wenn sich jemand selbst getötet hat. 2. Aufl. Edition Tandem, Salzburg / Wien

Wie Kinder trauern

Der Tod einer nahestehenden Person ist für Kinder ein tief greifendes Ereignis. Da jedes Kind einzigartig ist, ist auch die Trauer vielfältig und bei jedem Kind unterschiedlich. Die Intensität, wie sie trauern, schwankt und verändert sich binnen kurzer Zeit.

Oft finden Kinder keinen sprachlichen Ausdruck für ihre Trauer.

Niedergeschlagenheit und unbeschwerte Lebensfreude wechseln sich unmittelbar ab. Kinder möchten die Realität dessen, was geschehen ist, nicht wahr haben. Sie tun so, als wäre nichts geschehen und wünschen sich, dass das Leben wie gewohnt weitergeht. Sie verbergen die Trauer, weil diese zu anstrengend für sie ist oder auch, um Erwachsene zu schützen. Sie möchten andere Familienangehörige nicht mit ihrer Trauer belasten. Auf Zuwendung und Trost reagieren manche Kinder mit Ablehnung.

Betroffene Kinder erleben heftige Gefühlsschwankungen. Sie sind fröhlich und ausgelassen und im nächsten Moment untröstlich traurig. Die Gefühlsschwankungen bei Kindern können von tiefer Traurigkeit und unsagbarer Wut zu ausgelassener Freude wechseln. Sie erkennen sich selbst nicht mehr und sind von Gefühlen, die sie bisher nicht kannten, überwältigt. Das führt zu großer Unsicherheit, die Kinder dann überspielen. Die Hilflosigkeit im Umgang mit den Gefühlen der Trauer kann zu starker oder anhaltender innerer Anspannung und zu auffälligem Verhalten führen. Für trauernde Familienangehörige ist dies oft schwer auszuhalten.

Beispiel

Die Trauer der Erwachsenen, so schreibt Gertrud Ennulat, gleicht „dem Waten durch einen Fluss, dessen Ufer nicht zu erkennen ist". Für die Trauer von Kindern beschreibt sie die „Trauerpfützen", in die trauernde Kinder hineinstolpern und aus denen sie wieder herausspringen. Das ermöglicht ihnen von Zeit zu Zeit zu trauern und auch Pausen von der Trauer zu haben (Ennulat 2003).

Kinder trauern ehrlich und mit ganzem Herzen. Lang anhaltende Trauerzeiten sind für sie eine zu große Belastung. Sie brauchen Zeiten, in denen sie sich von der Trauer erholen können.

Mögliche Trauerreaktionen

Die Auswirkungen und die geistig-seelische Verarbeitung von Verlusterlebnissen sind unterschiedlich. Erwachsene, Jugendliche und Kinder reagieren individuell auf den Verlust eines nahestehenden Menschen, obgleich sich auch einige Gesetzmäßigkeiten des Trauerprozesses feststellen lassen. Trauermodelle, die in diesem Buch schon vorgestellt wurden, machen dies deutlich. Der Schock ist eine erste Reaktion, die die meisten Kinder zeigen, wenn sie vom Tod eines nahestehenden Menschen erfahren. Alle weiteren Reaktionen bei Kindern, die hier beschrieben werden, erfolgen nicht der Reihe nach, sondern treten willkürlich auf, können sich wiederholen und unterschiedlich lange anhalten. Diese möglichen Reaktionen müssen Erwachsene, die mit betroffenen Kindern leben, unbedingt kennen, damit sie das Verhalten der Kinder besser verstehen können.

Schock

Der Schock kann mehrere Tage oder Wochen dauern.

Die Nachricht vom Tod eines nahestehenden Menschen ist so überwältigend, dass Kinder sich häufig so verhalten, als wäre gar nichts geschehen. Sie fallen in einen Zustand von Benommenheit. Diese Starrheit schafft zunächst Abstand vom Geschehen und verhindert, dass der Schmerz auf einmal über sie hereinbricht (Becker / Shah 2004). Das Unfassbare kann erst langsam begriffen werden. Manche Kinder blockieren in dieser Zeit Gefühle, weinen nicht und können sogar besonders albern oder übertrieben aufgedreht sein. Diese ungewohnten Gefühlszustände können sie weder einordnen noch verstehen.

Psychosomatische Störungen und körperliche Reaktionen

Seelische Belastungen können zu körperlichen Beeinträchtigungen führen. Manche Kinder leiden unter Schlafstörungen, sind müde und erschöpft. Appetitlosigkeit und Antriebslosigkeit sowie Bauchschmerzen, Kopfschmerzen und Schwindelgefühle können Anzeichen einer Auswirkung auf psychische Belastungen sein (Becker / Shah 2004). Oft leiden trauernde Kinder zudem unter Konzentrationsstörungen und Gedächtnisschwierigkeiten. Das kann zur Folge haben, dass sie den Anforderungen in der Schule nicht mehr gewachsen sind. Schulische Leistungen lassen nach, was sich auf das Selbstbewusstsein auswirkt und auch ihre Beziehungen im Freundeskreis verändert (Paul 2008).

Schuldgefühle

Manche Kinder bekommen Schuldgefühle und denken, dass der Todesfall etwas mit ihrem Verhalten zu tun hat: ein verletzender Streit, schlechte Gedanken, herabsetzende Worte. Sie denken immer wieder darüber nach, wie sie den Tod hätten verhindern können (Becker / Shah 2004).

Schamgefühle

Eng verbunden mit dem Schuldgefühl ist das Gefühl der Scham. Kinder denken, ihr fehlerhaftes Verhalten sei der Grund für das schlimme Ereignis. Für diese Fehler schämen sie sich. Daraus kann folgen, dass sie sich minderwertig fühlen (Shah / Weber 2013).

Es gibt Kinder, die sich dafür schämen, dass ein Familienangehöriger gestorben ist. Das ist vor allem dann der Fall, wenn der Mensch sich selbst das Leben genommen hat. Sie schämen sich dafür, dass so etwas Schlimmes in ihrer Familie vorgekommen ist. Sie sehen, dass das alltägliche Leben nicht mehr so funktioniert wie früher. Sie leiden nicht nur unter der herrschenden verzweifelten Stimmung, sondern auch an der mangelnden Versorgung.

Angst

Manche Kinder leiden unter Trennungs- und Verlustängsten. Solche Ängste lähmen und hindern Kinder daran, sich gut weiterzuentwickeln. Es gibt Todesursachen, die Kinder traumatisieren können. Dies kann beispielsweise ein Verkehrsunfall sein, bei dem sie Augenzeuge waren, ein plötzlicher Kindstod oder eine andere unvorhersehbare Situationen mit Todesfolge (Becker / Shah 2004). Kinder können ihre Gefühle schwer durch Worte ausdrücken. Die Angst davor, dass womöglich eine weitere Person stirbt, zeigt sich darum in ihrem Verhalten. Sie können nicht mehr alleine sein oder nicht mehr im Dunkeln schlafen und suchen ständig die Nähe zu Erwachsenen in der Familie (Paul 2008).

Gefühlsausbrüche

Zorn, Hass, Eifersucht und Schuldzuweisungen sind in der Zeit der Trauer Gefühle und Reaktionen, die zeigen, wie sehr sich Kinder und Jugendliche gegen die endgültige Realität des Todes wehren. Die Wut äußert den Protest gegen das, was ihnen widerfahren ist. Diese Wut kann sich zum Beispiel gegen die behandelnden Ärzte richten, die das Leben des Verstorbenen nicht retten konnten, oder auch gegen den Verstorbenen selbst, von dem sie sich allein zurückgelassen fühlen (Becker / Shah 2004). Es fehlt den Kindern die Fähigkeit, ihre Empfindungen zu verbalisieren, und die Wut zeigt sich in der Zerstörung von Dingen oder auch durch aggressives Verhalten z.B. gegenüber den Eltern. (Paul 2008).

Entwicklungsrückschritte

Entwicklungsrückschritte bei trauernden / traumatisierten Kindern sind keine Seltenheit. Zeichen dafür können sein: Konzentrationsstörungen, bereits Gelerntes wird vergessen, Sprachhemmungen, Einnässen, Schlafstörungen, Angst vor dem Alleinsein und ähnliche Verhaltensweisen. Kinder und Jugendliche, die einen nahestehenden Menschen verloren haben, leben manchmal nicht mehr ganz in der Gegenwart. Sie fixieren sich auf die als heile Welt scheinende Vergangenheit, wodurch ihre weitere Entwicklung behindert werden kann (Becker / Shah 2004).

Neuorientierung

Wenn Kinder wieder Kräfte gesammelt haben, können sie einen neuen Lebensplan entwerfen. Sie haben gelernt, ohne den verstorbenen Menschen zu leben (Finger 2001). Durch den Verlust haben sie erfahren, wie kostbar das Leben ist. Leicht ist die Zeit der Neuorientierung jedoch nicht, und viele Kinder müssen sich noch lange und immer wieder mit ihre Trauer auseinandersetzen.

Traumatisierung durch Verlust

Der Begriff Trauma kommt aus dem Altgriechischen und bedeutet Verletzung oder Wunde. In der Medizin ist die körperliche Verletzung durch äußere Gewalteinwirkung gemeint, während der Begriff in der Psychologie die Verletzung der menschlichen Seele bedeutet, das Psychotrauma, das auch im Unterbewusstsein noch lange nachwirkt (Scherwath / Friedrich 2016).

Das Psychotrauma ist die schockartige Folge eines äußeren Ereignisses, das mit den bisherigen Lebenserfahrungen nicht vereinbar ist. Etwas Bedrohliches, Unverständliches, Belastendes passiert plötzlich und unerwartet. Der Betroffene steht einem solchen Ereignis ohnmächtig gegenüber, fühlt sich ausgeliefert und hilflos und verliert die Kontrolle über seine Handlungen (Shah / Weber 2013).

Das Trauma ist die seelische Auswirkung nach einem belastenden Ereignis, das als lebensbedrohlich empfunden wird.

Kinder sind von ihren Eltern abhängig und auf ihre Fürsorge angewiesen, sodass sie durch Veränderungen der Familiensituation wie z. B. die Trennung der Eltern, Umzug der Familie oder den Tod eines Elternteils in eine existenzielle Krise geraten können. Die Nachricht vom Tod eines nahestehenden Menschen kann Kinder traumatisieren. Die Tatsache, dass sich von einem Moment zum anderen alles unwiederbringlich verändert hat, und die damit verbundene Bedrohung ist eine charakteristische Traumaerfahrung. Dies ist besonders dann der Fall, wenn Kinder durch das Ereignis ihr Vertrauen in die Welt und ihre Sicherheit verloren haben (Eckardt 2005).

Viele Situationen, wie beispielsweise Stürze, Unfälle, Beinahe-Ertrinken, Naturkatastrophen und das Miterleben von Gewalt, können Kinder traumatisieren (Levine / Kline 2011).

Folgende Erfahrungen können für Kinder traumatisch sein:

- ein Ereignis mit außergewöhnlicher Bedrohung
- ein Ereignis, das plötzlich passiert und als Katastrophe erlebt wird
- ein Schockzustand, der nicht reguliert werden kann

Hinzu kommt bei Kindern, dass das Ereignis

- nicht in die bisherige Welt- und Selbsterfahrung eingeordnet werden kann,
- nicht erklärbar ist und
- aus eigener Kraft nicht bewältigt werden kann.

Sind trauernde Kinder durch den Verlust eines nahestehenden Menschen zusätzlich traumatisiert, können zu den Reaktionen der Trauer noch weitere Symptome auftreten:

Übererregung Diese zeigt sich durch allgemeine Unruhe und Orientierungslosigkeit. Aus dem Gefühl heraus, ständig bedroht zu sein, ist der Körper in dauernder Alarmbereitschaft. Die Konzentration leidet unter dieser Anstrengung, was zu Denk- und Leistungsschwäche führen kann (Scherwath / Friedrich 2016).

Wiedererleben Ein erneutes Erleben (Flashback) des bedrohlichen Ereignisses kann durch unterschiedliche Reize wie Gerüche, Bilder, Orte und vieles mehr, immer wieder neu ausgelöst werden. Das erneute Erleben der traumatisierenden Situation kann nicht gesteuert oder abgewehrt werden. Dadurch verstärkt sich für betroffene Menschen das Gefühl, handlungsunfähig zu sein. Posttraumatische Belastungsstörungen wie Schlafstörung, emotionale Instabilität, Müdigkeit und Erschöpfung können auftreten (Scherwath / Friedrich 2016).

Traumatisierte Kinder brauchen einen höchst sensiblen Umgang.

Traumatisierte Kinder zeigen ihre Verwundungen durch ihr verändertes Verhalten (z.B. plötzliche Zerstörungswut). Solche Verhaltensweisen sind normale Symptome bei extremen Belastungen, die sie erleben oder erlebt haben. Damit langanhaltenden Folgestörungen entgegengewirkt werden kann, brauchen betroffene Kinder, neben großem Respekt vor ihrer eigenen Lebensleistung, Sicherheit und Vertrauen.

Zuverlässige und sichere Bindungspersonen können den Kindern helfen, ihre Situation besser zu verstehen. Die Kinder können besonders durch ressourcenorientiertes Arbeiten unterstützt und gestärkt werden (Scherwath / Friedrich 2016).

Traumatisierten Kindern hilft es, wenn sie emotional stabilisiert werden.

Kinder reagieren unterschiedlich auf traumatische Erlebnisse. Manche haben eine angeborene Widerstandskraft, die es ihnen ermöglicht, überwältigende Situationen gesund zu überstehen. Andere Kinder reagieren heftig und benötigen Anleitung und Unterstützung, um der Entwicklung traumatischer Reaktionen entgegenzuwirken. Je schneller betroffene Kinder Unterstützung erhalten, desto geringer ist die Wahrscheinlichkeit, dass nach Monaten oder Jahren Symptome traumatischer Erlebnisse der Kindheit auftreten (Levine / Kline 2011).

Unbewältigte traumatische Erfahrungen beeinträchtigen die körperliche, kognitive und emotionale Entwicklung betroffener

Kinder und haben Einfluss auf die Verhaltensentwicklung. Wenn es gelingt, Kinder bei der Verarbeitung traumatischer Reaktionen zu unterstützen und diese aufzulösen, kann die Trauer bewältigt werden. Verbleiben Kinder in einem verlängerten Schockzustand, kann es zu posttraumatischen Belastungsstörungen kommen (Levine/Kline 2011). Wenn bei Kindern lange Zeit nach einem tief greifenden Ereignis Symptome des Traumas fortbestehen, ist therapeutische Begleitung notwendig, damit die Wunden der Seele geheilt werden können.

Traumatisierung beeinträchtigt die Entwicklung der Kinder.

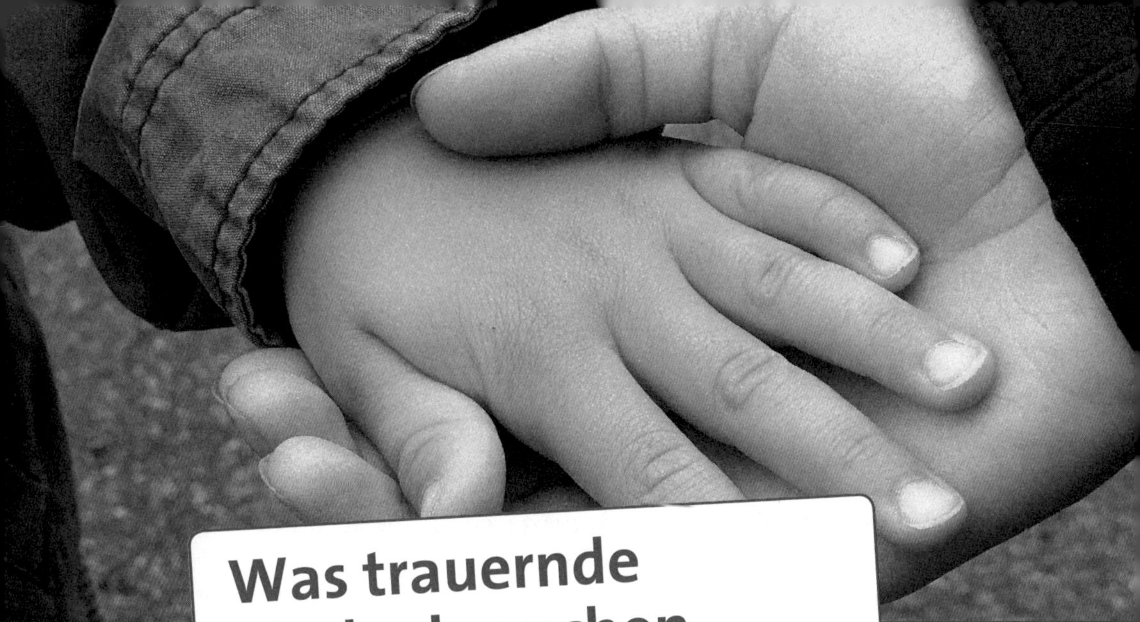

Was trauernde Kinder brauchen

So unterschiedlich Kinder sind, so unterschiedlich ist ihre Trauer. Für Kinder ist die belastende Zeit der Trauer nicht alleine zu bewältigen. Es ist nicht leicht, aber es ist möglich, Kinder nach dem Tod eines ihnen nahestehenden Menschen zu trösten und zu unterstützen. Es ist wichtig für Kinder, vertrauensvolle Menschen an ihrer Seite zu haben, damit sie nicht alleine sind und ihr Leben neu ordnen können.

4

Der im Jahr 1992 in Großbritannien gegründete Verein „Wiston's wish" hat Leitlinien entworfen, die als „Charta für trauernde Kinder" zusammengefasst sind. Die Autorinnen Julie Stokes und Diana Crossley haben die wichtigsten Rechte für trauernde Kinder formuliert, die von Ursula Weigert ins Deutsche übersetzt wurden. Wenn die Gesellschaft diese Rechte beachtet, ist eine notwendige Grundlage dafür geschaffen, dass Kinder in Trauersituationen mit ihrer Trauer nicht alleingelassen werden.

Zum Weiterlesen

Stokes, J., Crossley, D. (2001): Eine Charta für trauernde Kinder. In: Landeshauptstadt München (Hrsg.): Trauernde Kinder und Jugendliche – wie wir ihnen beistehen können. Referat für Gesundheit und Umwelt, München, 30–33 In: https://www.muenchen.de/rathaus/dam/jcr:cb753241-9ba2-445e-a754-992baf460f80/Trauernde 20Kinder.pdf

Trauernde Kinder begleiten

Beim Tod von nahestehenden Menschen kann die eigene Betroffenheit der Familienangehörigen der Grund dafür sein, dass Kinder von diesen nicht ausreichend begleitet werden können. Sie sind in ihrer eigenen Trauer so sehr gefangen, dass die Begleitung der Kinder für sie nicht möglich ist. Oftmals nehmen sich Kinder zurück, wenn sie die Trauer der anderen sehen. Sie wollen bei den Eltern und anderen Familienangehörigen nicht erneuten Schmerz auslösen.

Trauernde Kinder brauchen eine aufmerksame Umgebung.

Die Begleitung trauernder Kinder geschieht in allen Lebensbereichen

Die eigene Betroffenheit macht es Mitgliedern der Familie oft unmöglich, trauernden Kindern ausreichend beizustehen. Daher ist es wichtig, dass Eltern von außen kommende positive Beziehungserlebnisse zulassen. Diese unterstützen die Kinder und entlasten die ganze Familie. Aufmerksamkeiten, beispielsweise von Nachbarn, wie ein gekochtes Gericht oder einen Kuchen, nähren die ganze Familie in vielerlei Hinsicht. Diese Gesten des Mitgefühls vermitteln den Betroffenen, mit ihrer Trauer nicht alleine zu sein. Liebevolle Beileidsbekundungen, musikalische Beiträge oder Reden bei der Trauerfeier sind Gesten, von denen für die ganze Familie eine tröstende und heilende Kraft ausgeht. Für Kinder können nahe Verwandte und Freunde der Familie wichtige Ansprechpartner werden, um die Eltern zu entlasten.

Tipp

→ *Als betroffene Familie trauen Sie sich, Angehörige, Freunde oder vertraute Menschen anzusprechen, um gemeinsam den Abschied von dem verstorbenen Menschen zu planen und zu gestalten.*

In Kindertageseinrichtungen, in der Schule und in Vereinen müssen Erwachsene, die sich Kindern widmen, Kenntnisse von deren Schicksal haben. Nur dann können sie den Kindern hilfreich zur Seite stehen. Daher ist es wichtig, das Umfeld des Kindes über die aktuelle Situation zu informieren. Nur so kann im (beruflichen) Alltag versucht werden, dieser besonderen Herausforderung gerecht zu werden, die aber für betroffene Kinder von großer Bedeutung ist.

Trauernde Kinder mit geistiger Behinderung

Kinder mit einer geistigen Behinderung spüren Stimmungen in der Familie und nehmen den Verlust eines vertrauten Menschen genauso wahr, wie es gesunde Kinder tun. Sie sind traurig, sie weinen, sind abweisend oder auch wütend. Da sie ihre Trauer sprachlich nicht ausreichend mitteilen können, zeigen sie ihre Gefühle auf andere Weise. Auch sie haben ein Recht darauf, dass ihre Trauer Beachtung findet. Sie benötigen eine besondere Fürsorge.

Es ist wichtig, sie ihren Fähigkeiten entsprechend in die Geschehnisse, die mit dem Sterben des vertrauten Menschen zu tun haben, einzubeziehen. Dazu gehören die Möglichkeit des Abschiednehmens und die Verarbeitung der Trauer. Viele Möglichkeiten und Methoden zur Trauerbegleitung, die in diesem Buch beschrieben werden, sind auch für Kinder mit geistiger Behinderung geeignet. Der sensible und geduldige Umgang mit betroffenen Kindern ist außerordentlich wichtig. Kinder mit einer geistiger Behinderung brauchen anschauliche Bilder, um den Verlust eines geliebten Menschen zu begreifen und zu verarbeiten (www.anderslebenanderstrauern.de; 24.11.2016).

Kinder mit einer geistigen Behinderung haben eine ausgeprägte Fähigkeit zu trauern.

Vielfältige Möglichkeiten, um Gefühlen Ausdruck zu geben, sind für Kinder mit einer geistigen Behinderung hilfreich, um sich an die veränderte Lebenssituation zu gewöhnen. Musik, Tanz, Spiel, Aufenthalte in der Natur sowie kreative Angebote helfen dabei, die Gefühle zu kanalisieren und zu ordnen. Rituale, die mit dem Kind gemeinsam entwickelt werden, ermöglichen die Erinnerung an den verstorbenen Men-

Ihre emotionale Stärke hilft dabei, Gefühle ungezwungen auszudrücken.

schen. Häufige Wiederholungen ermöglichen den Kindern, Vertrauen und Sicherheit wiederzufinden.

Trauernde Kinder mit interkulturellen Wurzeln

In den verschiedenen Kulturen und Religionen existieren unterschiedliche Formen der Trauerkultur, die die Wertvorstellungen jedes Einzelnen auch im Umgang mit Tod und Trauer prägen (Vogel 2012). In Deutschland leben Menschen aus den unterschiedlichsten Herkunftsländern. Kinder aus Familien mit interkulturellen Wurzeln erfahren unterschiedliche Lebensformen und Traditionen und lernen zwischen familiären Werten, Normen und Lebensgewohnheiten und den Sichtweisen ihrer unmittelbaren Umgebung, die für sie zunächst fremd ist, zu differenzieren. Wenn diese Kinder in Trauersituationen mit unterschiedlichen Traditionen und Ritualen konfrontiert sind, kann dies zu großer Verwirrung und Unsicherheit führen. Es ist daher unumgänglich, den Kindern in der Familie die eigene Trauerkultur zu erklären, damit sie die Handlungen und Entscheidungen der Eltern verstehen.

Kindern muss die Trauerkultur der eigenen Familie erklärt werden.

Eine Begleitung in Trauersituationen von Kindern mit interkulturellen Wurzeln setzt das Wissen um die Trauerkultur des Herkunftslandes der Familie voraus. Es ist wichtig, dass betroffene Eltern mit interkulturellen Wurzeln Informationen über ihre Trauerrituale auch an Bezugspersonen in der Kindertageseinrichtung oder in der Schule weitergeben. Nur dann ist eine individuelle und kultursensitive Begleitung des Kindes möglich (Kap. 4 – Mit Tod und Trauer in Kindertageseinrichtung und Schule umgehen).

Beispiel

Eine muslimische Familie entscheidet sich, den verstorbenen Angehörigen nicht in Deutschland, sondern im Herkunftsland zu begraben. Ein Grund dafür könnte sein, dass die Totenruhe, wie sie der Islam vorschreibt, nie gestört werden darf. Das Grab soll also immer bestehen bleiben, was in Deutschland noch nicht auf allen Friedhöfen realisierbar ist (Schwikart 2015).

Trauer bei Kindern mit Fluchterfahrung Wenn Familien nun zudem ihre Heimat verlassen müssen, sind sie zahlreichen Veränderungen ausgesetzt. Viele Kinder haben vor und während der Flucht bedrohliche und außergewöhnliche Situationen erlebt. In vielen Städten und Gemeinden leben Flüchtlingsfamilien, die zur Eingewöhnung in die neue Umgebung auf Beratung und Unterstützung angewiesen sind. Diese Aufgabe übernehmen vielfach Menschen, die sich als „Paten" für Flüchtlingskinder engagieren.

Die meisten Kinder haben vor und während der Flucht Krieg und Gewalt erlebt und trauern um verstorbene Familienangehörige. Andere vermissen Menschen, zu denen sie aufgrund der Flucht keinen Kontakt mehr haben können. Auch die Trauer um die verlorene Heimat mit allen gewohnten Lebensumständen ist von Bedeutung. Dazu gehören die Schule, Freundschaften, vertraute Straßen und Plätze, die Sprache, Ernährungsgewohnheiten, Spielzeug oder andere wichtige Gegenstände, die durch die Flucht verloren gegangen sind. Unterschiedliche Verlusterfahrungen sind die Folge von Flucht und können die Ursache für Trauer und Traumatisierung sein.

Das Verlassen der Heimat bringt für Kinder mehrere Verlusterfahrungen mit sich.

Bei jeder Traumatisierung ist auch die Trauer ein Thema. Durch die Überwältigung des Ereignisses kann ein heftiger Schockzustand auslöst werden. Wenn es gelingt, diesen Schockzustand zu erkennen, und betroffene Kinder entsprechende Unterstützungen erhalten, kann das Trauma gelöst und die Trauer bewältigt werden (Levine / Kline 2011).

Bei Hilfemaßnahmen zur Eingewöhnung in die neue Lebenssituation ist es notwendig, den Erfahrungen der Kinder Beachtung zu schenken. Für Helfende ist ein Grundlagenwissen über mögliche Folgen eines Traumas notwendig (Kap. 3 – Traumatisierung durch Verlust).

Für die Begleitung in der Familie, auch von Flüchtlingskindern, sind Hilfen in diesem Buch beschrieben.

Zum Weiterlesen

Die Bundestherapeutenkammer hat einen ausführlichen Ratgeber für Flüchtlingseltern, mit dem Titel: „Wie helfe ich meinem traumatisierten Kind", herausgegeben. Diese Broschüre ist für alle Menschen hilfreich, die mit Flüchtlingsfamilien und deren Kindern in engem Kontakt stehen.

Bundespsychotherapeutenkammer (2016): Ratgeber für Flüchtlingseltern. KomPart Verlagsgesellschaft, Berlin

Betroffene Kinder brauchen aufmerksame Begleiter

Kinder, die einen Menschen durch Tod verloren haben, können diese Erfahrung nicht ohne Unterstützung bewältigen. Sie brauchen Erwachsene, die ihre veränderte Lebenssituation verstehen und sie in ihrer schwierigen Situation ernst nehmen.

Es geht in der Begleitung darum, betroffene Kinder in ihrer individuellen Trauer zu sehen. Sie brauchen Bestätigung dafür, dass all ihre Empfindungen der Trauer so sein dürfen, wie sie sind. Das Leben in der Familie, mit Freunden und in der Schule muss neu erlernt werden. Darum ist die Ermutigung wichtig, an Aktivitäten innerhalb der Familie, im Freundeskreis, der Schule und der Freizeit teilzunehmen. Auch wenn es den Kindern schwer fällt, weiterhin in ihrem sozialen Umfeld aktiv zu sein, trägt dies dazu bei, Sicherheit zu gewinnen.

Trauernde Kinder brauchen Menschen, die achtsam und empathisch mit ihnen umgehen.

Tipp

→ *Trauernde Kinder brauchen die Erlaubnis, auch fröhlich sein zu dürfen. Darum ist es gut und wichtig, die Kinder zu ermutigen, Einladungen zu Geburtstagen anzunehmen, an sportlichen Veranstaltungen teilzunehmen, ins Kino zu gehen und mit Freunden zusammen zu sein.*

Es ist wichtig, dass sich Menschen im sozialen Umfeld mitverantwortlich zeigen. Betroffenen Kindern soll signalisiert werden, dass sie Hilfen und Unterstützung erhalten, wenn sie diese brauchen.

Es ist wichtig, Interesse zu zeigen und Kinder zu ermutigen, über ihre Situation zu sprechen. Zuwendung, Lob und Anerkennung helfen verunsicherten Kindern, wieder zu einem guten Selbstwertgefühl zu gelangen. Grundbedingung für eine gute Begleitung ist eine emotionale Beziehung zueinander, sowie aufrichtiges, ehrliches Interesse an den Sorgen und Nöten der Kinder.

Trauernde Kinder brauchen Menschen, die für sie da sind.

Beispiel

In immer mehr Städten werden Trauergruppen für Kinder angeboten. Trauerbegleiterinnen und Trauerbegleiter stehen betroffenen Kindern, Jugendlichen und deren Angehörigen durch Einzelberatungen und trauerpädagogisches Arbeiten zur Seite. Trauergruppen bieten einen sicheren Ort, in dem es möglich ist, der Trauer auch nach langer Zeit Raum zu geben. Hier kann über Sorgen, Ängste und eigene Erfahrungen offen gesprochen werden.

In Kindertrauergruppen begegnen sich trauernde Kinder. Sie erfahren, dass andere Kinder ebenso leidvolle Erfahrungen gemacht haben. Kinder erhalten hier die Möglichkeit, sich mit den Ereignissen und Veränderungen, die der Tod des geliebten Menschen mit sich brachte, auseinanderzusetzen. Sie können über ihre Lebenssituation sprechen oder den anderen Kindern zuhören.

In der Trauergruppe können sich Kinder gegenseitig stützen und stabilisieren.

In den Gruppen darf, und dies auch immer wieder aufs Neue, über den Tod und die Trauer gesprochen werden. Dies ist deshalb wichtig, weil Trauer im Alltag der Kinder oft keine Beachtung findet oder auch schnell vergessen wird.

Trauerbegleitung hat das Ziel, betroffene Kinder so zu unterstützen, dass sie wieder Freude am Leben finden. Es gibt Kinder, die die Erlaubnis brauchen, dass sie, trotz des Todes eines geliebten Menschen, ein gutes, glückliches und fröhliches Leben führen dürfen. Hier kann eine Trauerbegleitung eine einfühlsame Lebensbegleitung und Unterstützung darstellen.

In der Regel werden die Gruppen von zertifizierten TrauerbegleiterInnen (BVT – Bundesverband Trauerbegleitung e.V.) geleitet.

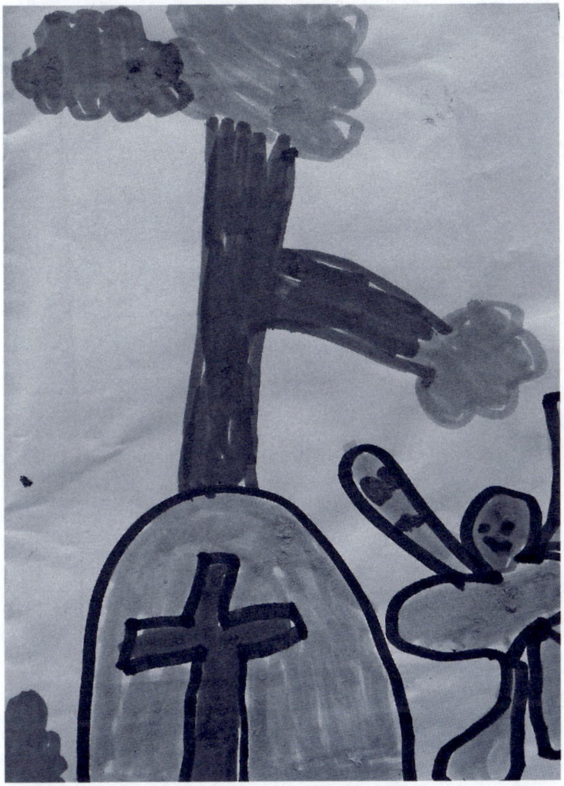

Abb. 1: Kinderzeichnung – Grab eines verstorbenen Babys

Kinder brauchen wahrheitsgetreue Informationen

Kinder haben viele Fragen. Sie spüren, wenn ihren Fragen ausgewichen wird. Halbwahrheiten und Notlügen helfen ihnen nicht, die Situation zu begreifen. Umschreibungen von Sterben und Tod weichen der Realität aus. Sie schaffen unnötig Verwirrung und beängstigende Fantasien.

Beispiel

Kindern wird mit der Aussage: „Oma schläft jetzt für immer" mitgeteilt, dass Schlaf und Tod etwas miteinander zu tun haben. Mit dem Satz: „Opa ist auf eine lange Reise gegangen" wird suggeriert, dass der Opa wieder zurückkommt. Auch die Information: „Der liebe Gott hat den Onkel zu sich genommen" trägt nicht dazu bei, den Tod des Onkels wahrheitsgemäß zu erklären.

Ausweichende Antworten auf die Fragen der Kinder und Halbwahrheiten führen zu großer Verunsicherung.

Da Kinder noch keine Abstraktionsfähigkeit haben, werden Umschreibungen von Kindern wörtlich genommen. Deutlicher sind Aussagen wie: „Der Opa war so schwer krank, dass er sterben musste." Eine Erklärung wie: „Deine Oma ist tot, sie kann jetzt nicht mehr mit dir spielen", hilft auch jüngeren Kindern zu begreifen, dass die Oma nicht mehr wiederkommt. Kinder sind auf konkrete Aussagen angewiesen, auch wenn es nicht leicht ist, angemessene Worte zu finden.

Kinder brauchen wahrheitsgetreue Informationen über die Todesursache.

Die Nachricht über den Tod eines nahestehenden Menschen sollte Kindern an einem geeigneten Ort und in Ruhe mitgeteilt werden. Die Wahrheit über die Todesursache darf Kindern nicht verschwiegen werden. Menschen sterben an schweren Erkrankungen, durch Unfälle oder weil sie am Ende ihres langen Lebens angekommen sind. Auch wenn Kinder nicht alles, was sie hören, sofort begreifen können, sollten sie den Tod erklärt bekommen. Sie hören zu, wenn ihnen gesagt wird, dass ein Mensch, der tot ist, nicht mehr atmet, dass sein Herz nicht mehr schlägt und dass der verstorbene Mensch nichts mehr spürt.

Es ist wichtig, mit den Kindern über den Tod zu sprechen und auch klar zu sagen, dass der verstorbene Mensch nicht mehr wiederkommen wird. Diese Gespräche erfordern von Erwachsenen Geduld und Einfühlungsvermögen. Kinder stellen oft immer wieder die gleichen Fragen, um das Unbegreifliche zu verstehen (Finger 2001).

Gespräche darüber, wie sich Menschen den Tod vorstellen, sind hilfreich.

Von der Bedeutung, Abschied zu nehmen

Wenn Menschen sich trennen, nehmen sie voneinander Abschied in der Hoffnung, sich wieder zu begegnen. Wenn bei einer schweren Erkrankung oder bei alten Menschen der Tod voraussehbar ist, steht den Angehörigen der endgültige Abschied bevor. Dieses Abschiednehmen kann über einen längeren Zeitraum geschehen. Kinder können in dieses Abschiednehmen eingebunden werden. Sie können zu Besuchen ins Krankenhaus oder ins Seniorenheim mitgenommen werden. Das ermöglicht es ihnen, das Ende der Lebenszeit von nahen Familienangehörigen mitzuerleben (Kübler-Ross 2008). Kinder werden dadurch in das Geschehen miteinbezogen und sie können sich auf den bevorstehenden Abschied vorbereiten.

Kindern muss die Situation erklärt werden.

Trotz großer Trauer hat das Abschiednehmen auch eine tröstliche Seite. Kinder erinnern sich lange daran, dass sie der Oma noch ein Bild geschenkt haben oder dass sie den Vater ein letztes Mal berühren konnten.

Es ist wichtig und gut, wenn Kinder den kranken Menschen besuchen.

Sie brauchen als Vorbereitung genaue Beschreibungen darüber, was sie erwartet. Dazu gehört die Beschreibung des Raumes mit den medizinischen Geräten, die für die Versorgung des erkrankten Menschen notwendig sind. Auch Informationen über das Befinden des erkrankten Menschen sind wichtig, damit das Kind sich darauf einstellen kann. Hilfreich ist es, wenn ein kleines Geschenk mitgenommen wird. Die Kinder brauchen für diese Besuche Vorbereitung, Unterstützung und Begleitung.

Beispiel

Noa war 6 Jahre alt, als sein Vater im Sterben lag. Er hatte den großen Wunsch, seinen Papa zu besuchen. Nach langer Überlegung nahm seine Mutter ihn mit auf die Intensivstation. Noa gab seinem Vater, der nicht mehr in der Lage war zu sprechen, die Hand. Noch Jahre nach dem Tod seines Vaters erzählt Noa immer wieder davon, dass sein Vater ihm „ein kleines bisschen die Hand gedrückt hat", das habe er, versichert er immer wieder, „deutlich gespürt".

Kinder ermutigen und selbst entscheiden lassen

Auch von verstorbenen Menschen können sich Kinder verabschieden. Sie sehen und spüren, dass der liebe Mensch tot ist, und können durch diese sinnliche Erfahrung den Tod besser begreifen. Das Abschiednehmen stimmt versöhnlich. Es ist ein zentrales Erlebnis, das nie mehr nachgeholt werden kann (Ennulat 2003). Es ist wichtig, dass Kinder selbst entscheiden, ob und auf welche Art und Weise sie sich von einem lieben Menschen, der gestorben ist, verabschieden möchten.

Kinder, die sich von einem verstorbenen Menschen verabschieden, brauchen dafür unbedingt eine Begleitung.

Eine einfühlsame Vorbereitung auf die Situation ist dringend notwendig. Es muss genau beschrieben werden, wie der Verstorbene aufgebahrt ist. Sie dürfen erfahren, dass auch Erwachsene weinen und der Abschied auch für Erwachsene schwer zu ertragen ist. Mit den Kindern kann überlegt werden, was sie für den Verstorbenen noch tun möchten. Kinder malen gerne ein Bild, schreiben einen Brief, bringen ein letztes Geschenk oder eine Blume zum Abschied.

Auch Trauerrituale ermöglichen ein Abschiednehmen. Es ist gut, Kinder an diesen teilhaben zu lassen und ihnen dadurch zu helfen, das Geschehene zu begreifen. Die Entscheidung, ob Kinder an der Beerdigung teilnehmen, sollte mit den Kindern besprochen werden. Kinder brauchen genaue Informationen darüber, wie der Ablauf der Trauerfeier geplant ist, dass ein Sarg oder eine Urne zu sehen ist, dass die Menschen schwarz gekleidet sind und dass sich die Trauernden nach der Beerdigung zum „Trauercafé" treffen.

Wenn sich Kinder zur Teilnahme an der Beerdigung entscheiden, muss im Vorfeld geklärt werden, wer sich um das Kind kümmert, falls die Eltern dazu nicht in der Lage sind.

Tipp

→ *Es kann hilfreich sein, mit Kindern den Raum der Trauerfeier vor der Beerdigung zu besichtigen, mit den Kindern gemeinsam Blumenschmuck herzustellen, die Musik mit auszuwählen, den Sarg oder die Urne zu schmücken. Alle Handlungen, die Kinder für den verstorbenen Menschen tun können, haben eine tröstende Wirkung und sind erste Schritte zur Bewältigung der Trauer.*

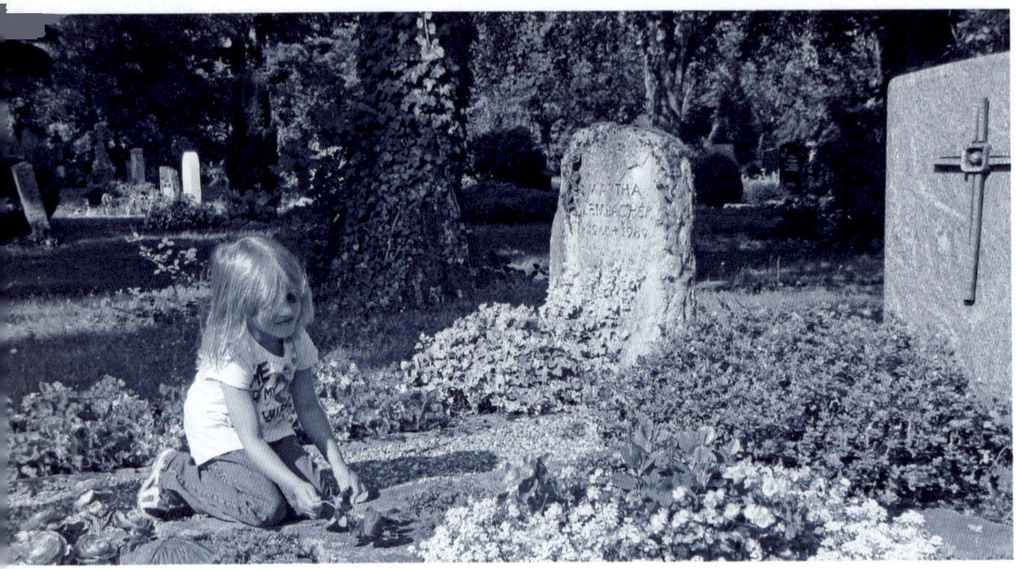

Abb. 2: Mädchen am Grab

Wenn eine Teilnahme an der Beerdigung nicht möglich ist, kann ein Abschied auch bei einem späteren Besuch am Grab gestaltet werden. Es tröstet Kinder, wenn sie etwas mitbringen können, um das Grab zu schmücken. Eine Pflanze, die das Kind einpflanzen darf, ein schöner Stein oder eine kleine Figur als Grabschmuck geben dem Kind die Möglichkeit, noch einmal etwas Gutes für den verstorbenen Menschen zu tun.

Rituale geben Sicherheit

Rituale berühren die Emotionen.

Rituale sind Handlungsabläufe, die von einer Gruppe, einer Institution oder von der Gesellschaft ausgeführt werden. Sie vereinfachen durch ihre vorgegebene Struktur das soziale Handeln in häufig wiederkehrenden Lebenssituationen (Begrüßungen, Verabschiedungen, Feierlichkeiten, Besuch ...). Dadurch

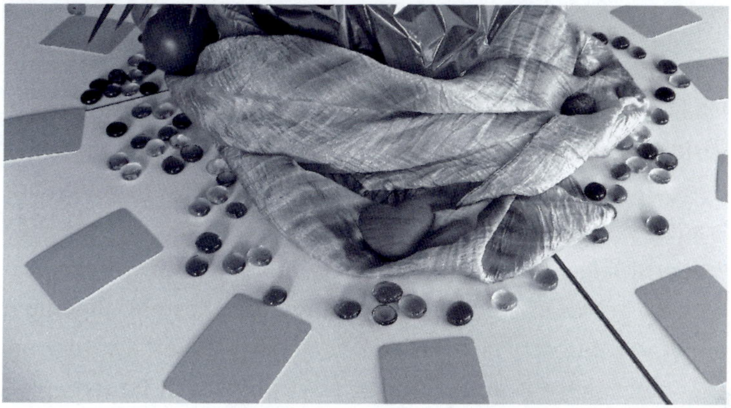

Abb. 3: Anfangsritual in der Trauergruppe – Fragekarten

vermitteln Rituale eine grundlegende Handlungskompetenz für soziale Prozesse (Schaub / Zenke 2007). Zahlreiche Rituale werden in der Gemeinschaft durchgeführt und fördern die Zusammengehörigkeit. Rituale berühren die Emotionen und haben durch ihre Symbolkraft eine positive Wirkung auf das psychische Wohlbefinden.

In Trauersituationen finden sich Hinterbliebene mit Hilfe bekannter und gängiger Trauerrituale besser zurecht. Diese erleichtern es Trauernden, auf gewohnte Weise zu handeln. Die Beerdigung dient dem Abschied und ist ein gemeinsames Ritual, das eine einschneidende Veränderung des Lebens gestaltet, bei dem Hinterbliebene durch die Gemeinschaft gestützt werden. Der neue Lebensabschnitt wird für Trauernde erlebbar. Das Zusammensein nach der Beerdigung ist ein Ritual, das Hinterbliebenen hilft, das Geschehen einzuordnen. Das „Trauercafé“ (früher „Leichenschmaus“ genannt) ist das erste Ritual zur Gestaltung des Weiterlebens im Alltag.

Rituale geben Sicherheit und Halt.

In der jüngsten Vergangenheit sind in unserer Gesellschaft viele Trauerrituale, wie zum Beispiel die Aufbahrung der Toten zu Hause und das gemeinschaftliche Trauern um die Verstorbenen, verloren gegangen, ebenso die Trauerkleidung, die die Trauer in der Öffentlichkeit sichtbar machte. Die kollektiven Formen der Trauer sind inzwischen individuellen Formen gewichen. Da Trauerrituale zur Bewältigung der Trauer jedoch immer notwendig gewesen sind und bleiben werden, besteht allgemein der starke Wunsch nach neuen Ritualen zur Trauerbewältigung. Dies zeigt sich z. B. in der großen Nachfrage nach Trauerbegleitung, Trauercafés und Trauerreisen sowie neuen Formen von Trauerfeiern und Bestattungen in der Gegenwart.

Beispiel

Die Entwicklung der digitalen Gedenkstätten im Internet zeigt, dass die Trauerkultur in der digitalen Welt einen Ort gefunden hat. Vor allem junge Menschen nutzen Trauerportale, um ihrer Verstorbenen zu gedenken. Auf Gedenkseiten im Netz können virtuelle Kerzen angezündet und Gedanken in das digitale Kondolenzbuch geschrieben werden. Diese Rituale, die in digitalem Austausch stattfinden, zeigen, dass sich neue Formen der Trauer entwickeln.

Für Kinder ist es wichtig, bestimmte Orte und bestimmte Zeiten für Rituale zu haben, die ihnen Möglichkeiten geben, sich von verstorbenen Menschen zu verabschieden, sich ihrer zu erinnern und die Wege aufzeigen, wie das Leben weitergehen kann.

Für Kinder sind Rituale wichtig, an denen sie aktiv teilhaben können.

Wie schon beschrieben, kann die Teilnahme an der Beerdigung für Kinder eine Möglichkeit sein, sich von dem verstorbenen Menschen zu verabschieden. Um die Verbindung zu einem verstorbenen Menschen aufrechtzuerhalten, sind Erinnerungsrituale hilfreich. Gemeinsam mit den Kindern können passende Rituale gestaltet werden, um die Erinnerung an die vergangene gemeinsame Zeit zu ermöglichen. Sie begleiten den weiteren Lebensweg der Kinder in der Regel positiv.

Tipp

Ideen für Rituale mit Kindern

→ *Zünden Sie in Erinnerung an den verstorbenen Menschen jeden Sonntag eine besondere Kerze am Frühstückstisch an.*

→ *Hören Sie jeden Abend ein besonderes Lied an oder singen Sie gemeinsam.*

→ *Feiern Sie jeden Geburtstag des Verstorbenen mit Freunden.*

→ *Unternehmen Sie am Todestag etwas gemeinsam.*

→ *Stellen Sie an bestimmten Tagen ein Symbol der Erinnerung in der Wohnung, am Grab oder im Garten auf.*

→ *Schreiben Sie gemeinsam einmal in der Woche einen Satz an den verstorbenen Menschen und sammeln Sie diese Gedanken in einer schönen Dose.*

→ *Sprechen Sie regelmäßig über die Vergangenheit, die Gegenwart und über Wünsche für die Zukunft.*

→ *Pflanzen Sie eine Blume oder einen Baum und pflegen Sie diesen gemeinsam.*

→ *Planen Sie regelmäßig gemeinsame Aktivitäten und führen Sie diese zusammen durch.*

Rituale müssen nicht spektakulär sein. Sie dürfen schlicht und einfach gestaltet sein. Im Zentrum stehen ihre Sinnlichkeit und das menschliche Miteinander. Kinder dürfen erfahren, dass ihre emotionalen Empfindungen richtig sind und in ihrem Leben die Verbundenheit mit dem verstorbenen Menschen für immer bleiben darf.

Beispiel

Ein Ritual zur Erinnerung an Karli
„Wir wollen den Tag mit Licht, Liebe und guten Gedanken füllen.“
Dies ist der Wunsch von Familie Schatz. Sie hat sich ein sehr schönes, verbindendes Ritual ausgedacht. Zum ersten Geburtstag ihres verstorbenen Kindes schickte die Familie an Verwandtschaft und Freude eine Wunderkerze mit dem Wunsch, diese an „Karlis Tag“ anzuzünden.

Kindgerechte Ausdrucksformen

Kindern fehlt es an ausreichend sprachlichen Möglichkeiten, ihre Gefühle der Trauer zu beschreiben und in Worte zu fassen. In einer kritischen Lebenssituation wie der Zeit der Trauer ist es hilfreich, verschiedene Ausdrucksformen zu entdecken. Den Kindern können Angebote aus unterschiedlichen Bereichen gemacht werden. Kinder spüren schnell, welche Form des Ausdrucks für sie passt, was ihnen gut tut und Freude bereitet.

Bilderbücher bieten themenorientiert Unterstützung.

Bilderbücher und Geschichten haben eine große Bedeutung für Kinder. Sie helfen dabei, wenn Kinder sich ein Bild von sich, von anderen Menschen und der Welt machen. In Büchern können Kinder ihr eigenes Lebensumfeld entdecken und den Blick in andere, ihnen fremde Lebensumstände wagen. Sie entdecken sich und ihre Familien mit ihren Erfahrungen. Über Bücher werden sie mit bekannten und unbekannten Situationen, mit unterschiedlichen Gefühlen und ihren Fragen konfrontiert. Tiergeschichten lassen Kinder mitfühlen und helfen bei der Entwicklung von Vorstellungen über Sterben und Tod. Unterschiedliche Lösungsmöglichkeiten werden in Geschichten aufgezeigt und helfen Kindern, diese auf sich und ihre Situation zu beziehen. Bilder unterstützen das Verständnis des Ablaufes der Geschichten und verstärken die emotionale Aussage.

Die besondere Interaktion, welche beim gemeinsamen Betrachten von Bilderbüchern entstehen kann, beginnt schon mit der Schaffung einer gemütlichen Atmosphäre. Erwachsene bemühen sich um eine einfühlsame, angemessene Sprache. Kinder suchen die körperliche Nähe, um den Erzähler zu spüren. Diese Geborgenheit und Vertrautheit holt die Kinder und Erwachsenen aus dem Alltag heraus und lässt sie in das Geschehen der Geschichte eintauchen (Kain 2008). Die emotionale Zuwendung, die beim gemeinsamen Lesen entsteht, hat für Kinder eine positive Wirkung auf die Beziehung zu Erwachsenen. Trauernde Kinder sind auf diese Zuwendung und Geborgenheit in besonderem Maße angewiesen.

Die Symbolkraft von Bilderbüchern wirkt sich positiv auf Kinder aus.

Bücher regen immer zum Gespräch an und motivieren Kinder dazu, Bilder zu malen, was zum Verstehen beiträgt und die weitere Auseinandersetzung mit dem Thema möglich macht.

Musik spricht die Emotionen von Kindern an und wirkt ausgleichend. Singen stärkt die Gemeinschaft, macht Freude und beruhigt die kindliche Seele. Durch die Liedwahl begegnen Kinder Textinhalten, die ihnen ihre emotionale Gefühlslage widerspiegeln und sie trösten und stärken können.

Musik kann trösten und stärken zugleich.

Viele klassische Musikstücke eignen sich hervorragend, um mit Kindern Musik zu hören. Die Vielfalt ihrer Harmonien und Klänge eröffnet Kindern eine weite Erlebniswelt (Fischer 2013). Die emotionale Kraft der Musik kann heiter stimmen oder Traurigkeit hervorrufen. Das Malen zur Musik hilft dabei, Stress abzubauen, Spannungen zu lösen und innere Bilder nach außen zu bringen.

Tipp

→ *Es gibt eine Vielzahl von geeigneten Liedern, die Kinder gerne singen. Freundschaftslieder und Mutmachlieder können Kinder und die Gemeinschaft unter ihnen stärken. Wunderschöne Kinderlieder sind in den Liederbüchern zu finden, die der Carus Verlag herausgegeben hat.*

Zum Weiterlesen

Literaturtipps gibt es im Serviceteil unter der Rubrik „Kinderlieder“.

Bewegung und Tanz können eine geeignete Ausdrucksform für Gefühle sein. Musik sendet Botschaften, die durch Körperhaltung und Gestik ausgedrückt werden können. Die Kinder lassen sich auf musikalisches Erleben ein, weil dieses ihre Emotionen anspricht. Musik kann aufwühlen, kann aber auch sehr beruhigend wirken.

Bewegung und Tanz können als Ausdrucksform für Gefühle genutzt werden.

Bei gemeinsamer Bewegung und Tanz in der Gruppe erleben sich Kinder als Teil der Gemeinschaft und fühlen sich in dieser angenommen (Fischer 2013). Kinder achten aufeinander und nehmen Impulse der anderen auf. Körperperkussion (in die Hände klatschen, auf die Oberschenkel schlagen, mit den Füßen stampfen...) kann ausgleichend und beruhigend auf den inneren Rhythmus wirken. Im Wechsel durchgeführte Interaktionen (rhythmisches Vorklatschen und

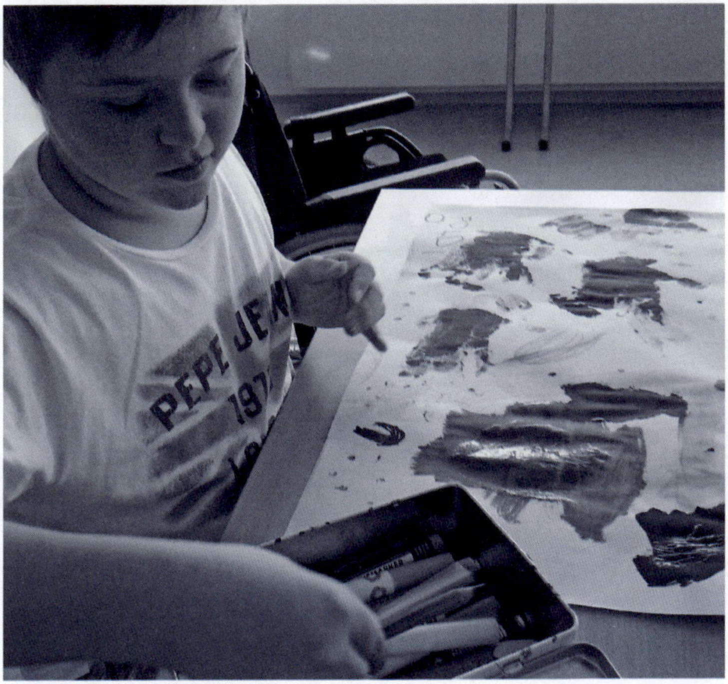

Abb. 4: Malen nach Musik

rhythmisches Antworten) sowie die Begleitung von Bewegungsliedern führen zu musikalischen Erfahrungen in der Gemeinschaft, die Kindern Spaß machen und gleichzeitig Orientierung und Halt geben. Freie Bewegung zu Musikstücken kann Spannungen lösen.

Durch Kraftspiele innere Blockaden lösen

Kraftspiele können helfen, Wut auszudrücken. Wut kann in der Zeit der Trauer manche Kinder regelrecht vereinnahmen. Wut darüber, dass der Bruder nicht mehr lebt, dass die Schwester gestorben ist oder der verstorbene Vater an Weihnachten fehlt. Negative Gefühle, wie Wut und Zorn, können meist nicht ausreichend ausgedrückt werden. Wenn Kinder keine angemessene Ausdrucksform kennen, führt dies dazu, dass sie durch ihr Verhalten auffallen oder ihre Wut und ihren Zorn unterdrücken. Diese ignorierte Wut blockiert die Lebensenergie. In Kraftspielen darf Wut ausgedrückt und gelebt werden. Kinder spüren dabei ihre eigene Energie und leben diese aus. Dabei können sich innere Blockaden zu lösen. Es stabilisiert Kinder und fördert ihre Persönlichkeitsentwicklung, wenn sie ihre Kräfte spüren und ausleben können.

Tipp

Für Kinder eignen sich verschiedene körperliche Ausdrucksmöglichkeiten:

- → *Boxen auf den Boxsack*
- → *Kampf mit Schwimmnudeln (eine Schwimmnudel durchschneiden und schon können zwei Kinder miteinander kämpfen, ohne dass es dabei Verletzte gibt)*
- → *Dosenwerfen, sodass es kracht und scheppert*
- → *Luftballons zum Platzen bringen*
- → *Wasserschlacht oder Kissenschlacht*
- → *Trampolinspringen*
- → *Handball, Fußball o.Ä.*
- → *Judo, Aikido o.Ä.*

Im Verwandlungsspiel können Kräfte durch Regulierung von Spannung und Entspannung gebündelt werden.

Das Verwandlungsspiel ermöglicht Kindern, Strategien zu erlernen, die Ihnen dazu verhelfen, negativen Gefühlszuständen entgegenzuwirken. Beim Verwandlungsspiel sind die Muskeln in Spannung und Entspannung. Die Atmung wird durch den Wechsel der Bewegung intensiv angeregt und die meisten Kinder empfinden bei diesem Spiel Freude, die sich immer positiv auf das Lebensgefühl auswirkt.

Zum Ausprobieren

Das Kind stellt sich vor, dass sich sein Körper beweglich und locker anfühlt. Wie eine Figur aus Gummi bewegt es sich durch den Raum. Ein akustisches Signal verwandelt das Kind in eine Figur, die vollkommen steif ist. Alle Muskeln sind angespannt und die Figur ist unbeweglich und starr. Erneut ertönt ein akustisches Signal und das Kind wird wieder zur Gummifigur.

Kreatives Tun als Hilfe zur Trauerverarbeitung

Kinder können ihre Trauer und die damit verbundenen Gefühle und Stimmungen meist nicht mit Worten beschreiben. Besser gelingt es ihnen, diese durch kreatives Arbeiten auszudrücken, bei dem ihr natürliches Ausdrucksbedürfnis angeregt wird.

Kreativität hilft, einen Zugang zur Trauer zu finden.

Kreative Ausdrucksformen helfen Kindern, einen Zugang zur Trauer und zu ihrem inneren Erleben zu finden. Mit Farben, Ton oder anderen Materialien können Werke entstehen, die die Gefühlslage der Kinder deutlich darstellen. Ihr Inneres bekommt in Form von Bildern und Werkstücken eine Gestalt. Sie beschäftigen sich, ungeplant und ohne vorgegebene Aufgabe, frei und ungezwungen mit sich selbst und bringen dabei ein wenig Ordnung in ihr inneres Gefühlschaos. Die kreative Ausdrucksform macht Kindern deutlich, dass sie Kraft haben und etwas Eigenes schaffen und bewirken können. Kreativität ermöglicht die Auseinandersetzung mit Empfindungen und Vorstellungen. Das Erlebte kann durch kreatives Tun verarbeitet werden. Gleichzeitig können sich Handlungsstrategien entfalten, nicht zuletzt dadurch, dass Kinder untereinander in Interaktion sind.

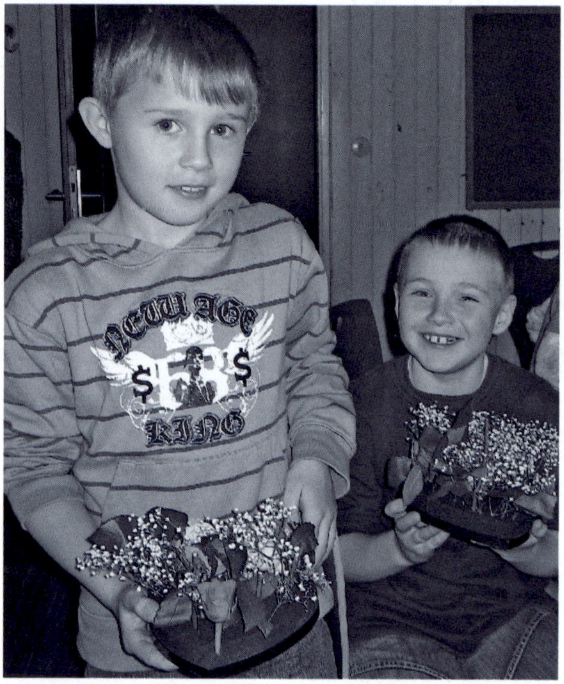

Abb. 5: Blumenherz für das Grab

Freies Malen ermöglicht Kindern, sich ohne Sprache auszudrücken. Sie können sich durch ihr kreatives Arbeiten mit den Farben entfalten. Es geht nicht darum, besondere Techniken anzuwenden und ein schönes Bild zu malen. Das freie Malen hat nicht das Ergebnis, das fertige Bild, im Blick. Vielmehr steht der Prozess des Umgangs mit den Farben im Vordergrund. Beim freien Malen bekommen Kinder keine Vorgaben. Nachher kann, wenn die Kinder dies möchten, über die Bilder gesprochen werden, jedoch ohne diese zu bewerten. Es geht darum, dass sich Kinder mit ihren inneren Bildern auseinandersetzen. Diese

Freies Malen dient der kreativen Entfaltung.

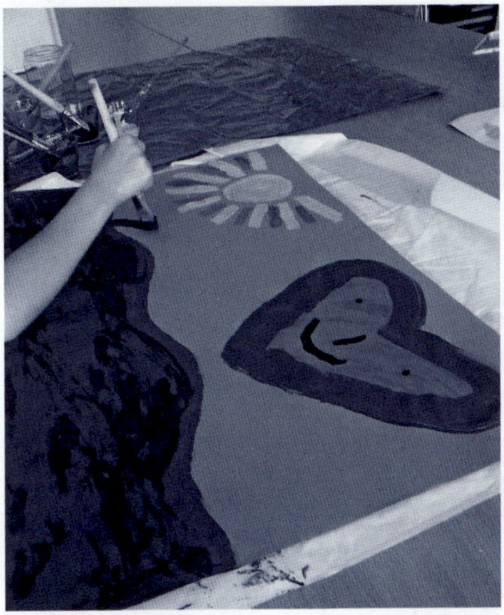

Abb. 6: Freies Malen

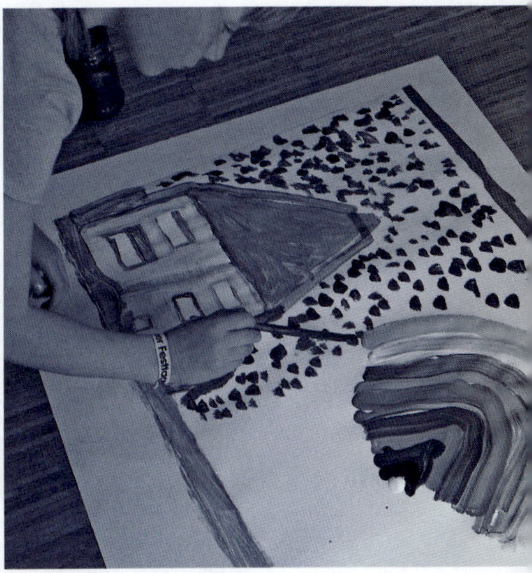

Abb. 7: Malen nach einer Fantasiereise

Beschäftigung mit den eigenen Themen hilft dabei, diese besser zu verstehen. Es ist wichtig dafür zu sorgen, dass Kinder genügend Zeit und Ruhe beim Malen haben. Manche Bilder entstehen leicht und mit großer Begeisterung, andere Bilder dagegen mit viel Mühe und großem Zeitaufwand. Kinder zeigen in Bildern ihre realen Lebensthemen, aber auch Wünsche und Hoffnungen.

Kinder hören gerne Geschichten und sind offen für Fantasiereisen ▸ Sie beschäftigen sich mit dem Gehörten und auch hier verhilft ihnen das Malen dazu, Inhalte besser zu begreifen und sich mit Parallelen zur eigenen Lebensgeschichte intensiv auseinanderzusetzen. Durch das schöpferische Tun können Anspannungen abgebaut werden. Kinder erleben sich als selbstwirksam, was ihr Selbstwertgefühl stärkt.

Geschichten und Fantasiereisen fürs Malen nutzen

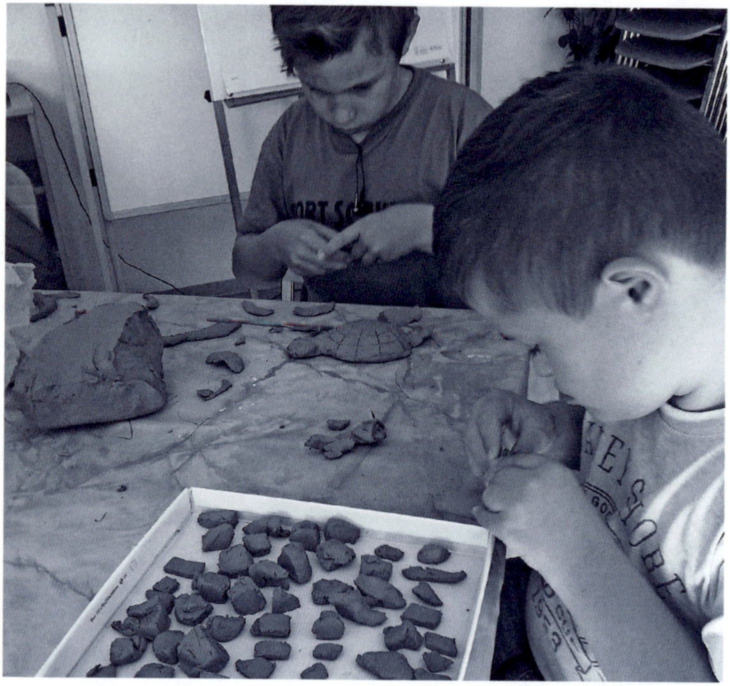

Abb. 8: Arbeiten mit Ton

Arbeiten mit Ton Ton ist ein geeigneter Werkstoff für Kinder, da er sich leicht formen lässt. Der zunächst feuchte, kalte Ton wird während der Verarbeitung weich und geschmeidig. Er darf kräftig auf den Tisch geworfen werden oder lässt sich liebevoll streicheln. Ton eignet sich dazu, individuelle Formen und Figuren herzustellen. Wenn das hergestellte Werk getrocknet ist, wird es gebrannt und verändert dabei seine Farbe. Aus Braun wird ein warmes Terrakottarot. Gebrannte Formen können mit Farbe bemalt werden. Die Arbeit mit Ton fordert Kinder heraus, sie erleben sich als selbstwirksam und stellen eine bleibende Figur her, auf die sie stolz sein können. Anstelle von Ton eignet sich zum Formen von Figuren und Gefäßen auch Modelliermasse. Diese gibt es als Knetmasse in verschiedenen Farben zu kaufen und sie kann im Backofen oder an der Luft aushärten.

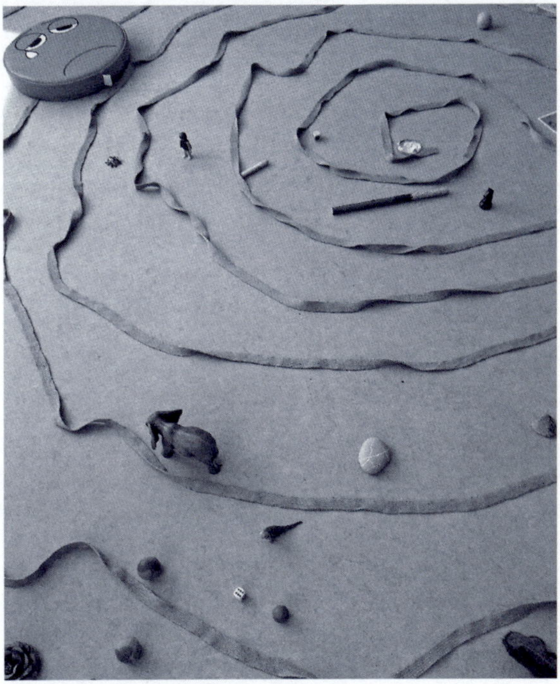

Abb. 9: Materialspirale

Arbeiten mit unterschiedlichen Materialien spricht Kinder deshalb an, weil es durch die Vielfalt an Stoffen einen großen Aufforderungscharakter hat. Kinder werden angeregt, aus sich heraus schöpferisch tätig zu werden. Sie können gestalten und die unterschiedlichen Eigenschaften des Materials als ein zu ihnen passendes Ausdrucksmittel nutzen. Die Kreativstunden benötigen keine Vorgaben und kein Urteil, manchmal jedoch Unterstützung in handwerklicher Hinsicht.

Die Vielfalt an Materialien zur schöpferischen Entfaltung nutzen

Gefühle kennen und wahrnehmen

Kinder in Trauersituationen sind einer Wucht von Gefühlen ausgesetzt, die ihnen bisher unbekannt waren. Sie kennen negative Gefühle wie Wut und Angst, auch das Traurigsein ist ihnen als eine Reaktion auf Enttäuschungen oder unerfüllte Wünsche bekannt. Der Zustand der Trauer nach einem schweren Verlust ist für sie neu. Die Fülle verschiedener, sich zum Teil widersprechender Gefühle verunsichert Kinder. Es fällt ihnen schwer, diese schwankenden Empfindungen einzuordnen.

Um mit dem Gefühlschaos zurechtzukommen, ist es notwendig, Kindern die Auseinandersetzung mit ihren Gefühlen zu ermöglichen. Gezielte Fragen nach ihrer Befindlichkeit sind hilfreich.

Die Emotionen (Freude, Wut, Ekel, Traurigkeit, Überraschung, Angst, Neugierde) können durch körperliche Ausdrucksformen eindeutig dargestellt werden.

Selbstbezogene Emotionen wie Eifersucht, Neid, Verlegenheit oder Scham sind wesentlich schwieriger zu erkennen. Hilfreich ist es für Kinder, Gefühle zu spüren und zu lernen, diese zu unterscheiden. Wer seine Gefühle kennt, kann sich anderen besser mitteilen. Es gibt mehrere Methoden, die sich zur Gefühlsarbeit mit Kindern eignen.

Eine Möglichkeit zur Gefühlsarbeit ist das Betrachten von Bildern und Fotos, die Menschen in unterschiedlichen Gefühlslagen zeigen.

Impulsfragen zum Betrachten von Bildern und Fotos

- Hast du dich auch schon einmal so gefühlt?
- Das Kind auf dem Foto lacht? Was könnte der Grund für diese Freude sein?
- Warst du auch schon einmal so traurig wie der Junge auf diesem Bild? Was ist passiert?
- Wenn du so wütend bist wie das Mädchen auf diesem Bild, was machst du dann?
- Wer hilft dir, wenn du so wie dieses Kind auf dem Foto weinen musst? Wer tröstet dich?

Die eigene Mimik im Spiegel betrachten

Mit dem Gesichtsausdruck Wut, Freude, Zorn und weitere Gefühle dazustellen und sich dabei im Spiegel zu betrachten, zeigt Kindern, dass das Gesicht Stimmungen widerspiegelt.

Pantomimisches Spiel ermöglicht spielerisch, verschiedene Emotionen zu imitieren. Es fordert Kinder auf, mithilfe der Mimik, Gestik und dem Körperausdruck Stimmungen darzustellen. Die Wahrnehmung für verschiedene Körperhaltungen wird dabei sensibilisiert. Das Eigene zu spüren sowie die Beobachtung des Gegenübers wird geschult.

Bilderbücher veranschaulichen in ihrer Kombination von Bild und Text unterschiedliche Gefühle auf faszinierende Weise. Durch die Geschichten lernen Kinder spezifische Ausdrücke über Gefühle kennen. Bilderbücher sind eine geeignete Grundlage für weiterführende Gespräche auch im Hinblick darauf, die Aufmerksamkeit auf die eigene Situation zu lenken (Kain 2008).

Zum Weiterlesen

Im Serviceteil sind Literaturtipps zu geeigneten Kinderbüchern nach Themenschwerpunkten aufgelistet.

Das Basteln eines **Gefühlsrads** hilft Kindern, sich mit ihren Stimmungen auseinanderzusetzen. Der Frage, wodurch diese ausgelöst werden können, wird Beachtung geschenkt.

Zum Ausprobieren

Das Gefühlsrad

Auf einen dünnen Karton wird ein Kreis mit ca. 20 cm Durchmesser gezeichnet. Dann werden die Speichen des Rades durch Linien zur Mitte dargestellt. In jedes Segment wird nun ein Gefühl geschrieben. Das Kind schreibt seine persönliche Empfindung zu den jeweiligen Gefühlen auf. Im Anschluss kann darüber gesprochen werden (Hobday / Ollier 2006).

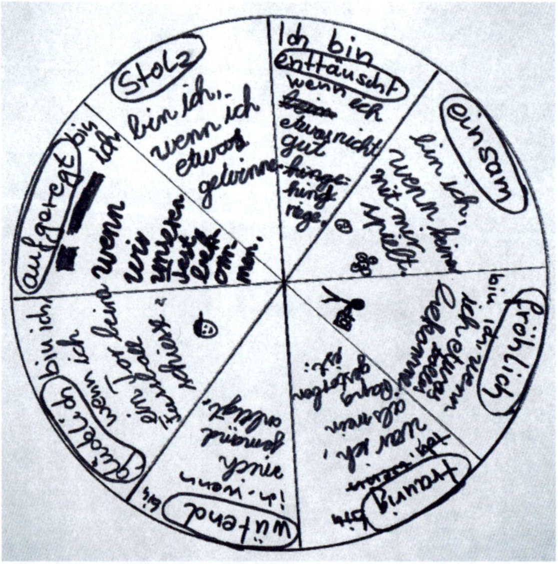

Abb. 10: Gefühlsrad von Noa

Ein selbst hergestellter **Glücksbringer** hat einen hohen symbolischen Charakter und kann auf diese Weise die Gefühlsarbeit unterstützen. Am Schulranzen angebracht, am Bett befestigt oder in der Jackentasche ist dieser ein kleiner, aber symbolträchtiger Begleiter.

Zum Ausprobieren

Nassfilzen einer Kugel als Glücksbringer

Zum Nassfilzen benötigt man heiße Seifenlauge und Filzwolle.

1. *trockene Filzwolle etwas auseinanderpflücken und zu einer Kugel formen*
2. *Kugel mit einem Stück Filzwolle ummanteln*
3. *trockene Kugel in die heiße Seifenlauge tauchen; dabei die Kugel fest zusammendrücken*
4. *Kugel herausnehmen, etwas ausdrücken und dann mit kreisenden Bewegungen in den Händen rollen*
5. *Kugel immer wieder in die Seifenlauge tauchen, herausnehmen und mit etwas Druck in den Händen rollen*
6. *wenn die Kugel fest ist, auf ein Handtuch zum Trocknen legen*
7. *mit Nadel und Garn durch die Kugel stechen und eine Schlaufe befestigen*

Erinnerungen an die gemeinsame Zeit trösten

Für Kinder ist es wichtig, sich an den verstorbenen Menschen erinnern zu können und zu dürfen. Erinnerungen helfen dabei, sich dem verstorbenen Menschen verbunden zu fühlen. Die gemeinsam verbrachte Zeit wird als wertvoller Schatz im eigenen Leben verankert.

Beispiel

Ein Junge erzählt immer wieder vom letzten gemeinsam verbrachten Urlaub mit seinem Vater. Der Eiffelturm in Paris war dieses letzte Erlebnis. Fotos, Bilder und Darstellungen vom Eiffelturm erfüllen den Jungen mit Freude und wertvoller Erinnerung.

Kinder haben oftmals Angst, den verstorbenen Menschen zu vergessen. Erinnerungen können dieser Angst entgegenwirken. Sie spenden Trost und geben den Kindern das Gefühl der Verbundenheit.

Kinder möchten sich an den verstorbenen Menschen erinnern.

Die Möglichkeit, sich zu erinnern und sich damit auseinanderzusetzen, was einmal war, beinhaltet auch, über das Hier und Jetzt zu sprechen. Das Leben hat sich verändert und Kinder machen sich Gedanken darüber, wie es ohne den verstorbenen Menschen weitergehen kann.

Tipp

→ *Es gibt vielerlei Möglichkeiten, Erinnerungen zu bewahren: Finden Sie zum Beispiel einen schönen Platz für ein Foto des verstorbenen Menschen, erstellen Sie miteinander ein Fotobuch mit vielen Bildern der gemeinsamen Zeit, erinnern Sie sich im Gespräch an den Verstorbenen und vieles mehr.*

Fragekarten sind eine geeignete Methode, um den Kindern spielerisch die Auseinandersetzung mit verschiedenen Themen zu ermöglichen. Die Fragen dienen als Impulse für Gespräche und regen dazu an, über die eigene Lebenssituation nachzudenken.

Zum Ausprobieren

Gerade in der Familie können die **Fragekarten** *das Gespräch über die Trauer und über den verstorbenen Menschen erleichtern. In der Familie können anhand der Karten gemeinsam Antworten auf die Fragen überlegt und besprochen werden. Dazu eignen sich z. B. folgende Fragen:*

- *Wer ist für dich da, wenn du traurig bist?*
- *Was tröstet dich, wenn du traurig bist?*
- *Was macht dich traurig?*
- *Wenn du an die Beerdigung denkst, wie war das für dich?*
- *Was fällt dir ein, wenn du an den Urlaub mit (der verstorbenen Person) denkst?*
- *Was hast du gerne mit (der verstorbenen Person) gespielt?*
- *Wie war es, als du vom Tod (der verstorbenen Person) erfahren hast?*
- *Hast du schöne Erinnerungen an (die verstorbene Person)? Wenn ja, welche?*
- *An welche gemeinsamen Erlebnisse denkst du gerne?*
- *Was wünschst du dir für die Zukunft?*

Durch die Fragen und Antworten erfahren die anderen, dass jeder in der Familie oder der Gruppe andere Gedanken, Empfindungen, Sichtweisen, Wünsche und Vorstellungen hat.

Erinnerungen sammeln ▸ Eine ebenfalls schöne Möglichkeit, Erinnerungen zu bewahren ist, sie zu sammeln und mit dem Kind ein Erinnerungsheft anzulegen. Es ermöglicht dem Kind, immer wieder aktiv und kreativ zu werden und dabei an den geliebten verstorbenen Menschen zu denken. Zuerst bekommt das Heft einen schönen Umschlag. Dafür steht dem Kind verschiedenes Papier zu Verfügung. Das Heft hat Platz für Fotos, Briefe, Gedichte und Gedanken. In das Heft wird gemalt und geschrieben. Es ist das Heft, das ganz allein dem Kind gehört!

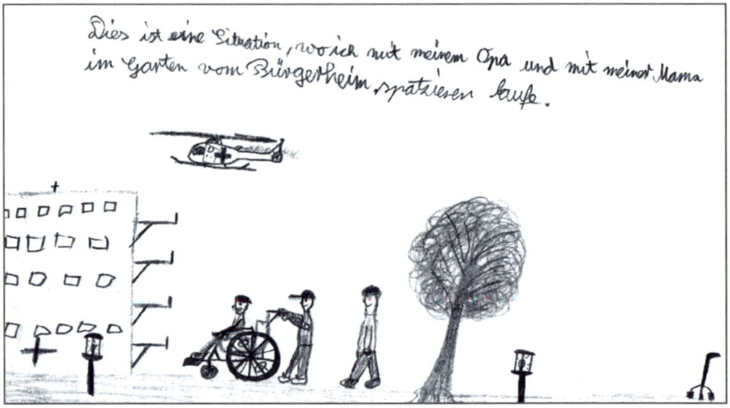
Dies ist eine Situation, wo ich mit meinem Opa und mit meiner Mama im Garten vom Bürgerheim spazieren laufe.

Abb. 11: Erinnerung an den Opa

Tipp

→ ***Erstellen Sie mit Ihrem Kind*** *ein Erinnerungsheft und suchen Sie gemeinsam einen Namen für das Heft aus. Zum Beispiel könnte es „Erinnerungsheft" heißen. Auch „Erinnerungstagebuch", „Mein Heft für Mama", „Für dich und mich", „Das besondere Buch" wären geeignete Namen.*

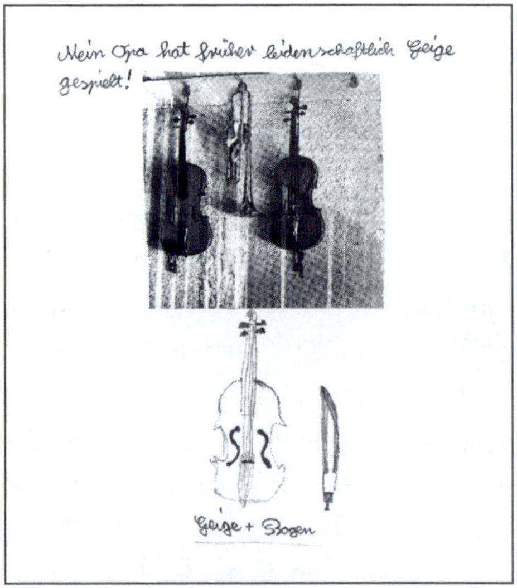

Abb. 12: Erinnerungsheft

Durch die Erinnerung bleibt den Kindern eine Verbindung zu dem verstorbenen Menschen.

Eine Schatzkiste basteln ▸ Kinder lieben Symbole und manche Kinder haben auch kleine Erbstücke, die ihnen sehr wichtig sind. Das Lieblingsparfüm der Mutter, die Armbanduhr des Vaters, Muscheln, die beim gemeinsamen Spaziergang am Meer gefunden wurden, und viele kleine, aber wichtige Schätze brauchen einen guten Platz. Dieser Platz kann eine Schatzkiste sein, die die Kinder selbst schmücken. Auch neue Gegenstände, die nach dem Tod der geliebten Person an diese erinnern, können ihren Platz in der Kiste finden.

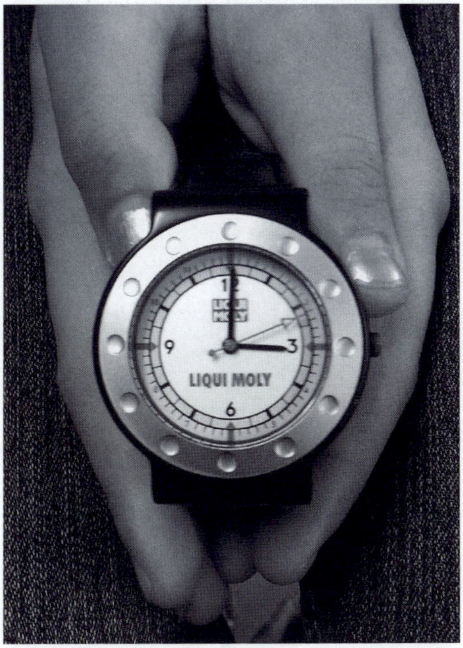

Abb. 13: Papas Armbanduhr

Tipp

→ *Ein Schuhkarton wird zur Erinnerungskiste, indem dieser beklebt und mit unterschiedlichen Materialien zur Schatzkiste umgestaltet wird. Das Schmücken der Kiste, das kreative Tun ist ebenso aktive Trauerarbeit wie das Füllen dieser mit Erinnerungen. Kleine Andenken, Fotos, Briefe an den Verstorbenen und vieles mehr haben in dieser Kiste Platz. Es sind Schätze der Erinnerung.*

Kinder vermissen ihre verstorbenen Angehörigen. Das Angebot, einen Brief zu schreiben, einen Wunsch zu formulieren oder einfach Gedanken zu sammeln, nehmen Kinder gerne an. Diese Schriftstücke können in einen Briefumschlag gesteckt werden. Die Briefe können zusammengefaltet oder aufgerollt in einem Schächtelchen aufbewahrt werden, oder auch verborgen als Geheimnis

Was ich dir noch sagen möchte!

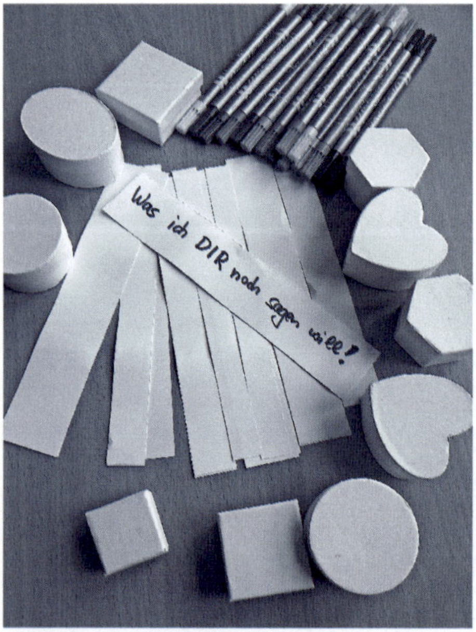

Abb. 14: Was ich dir noch sagen will!

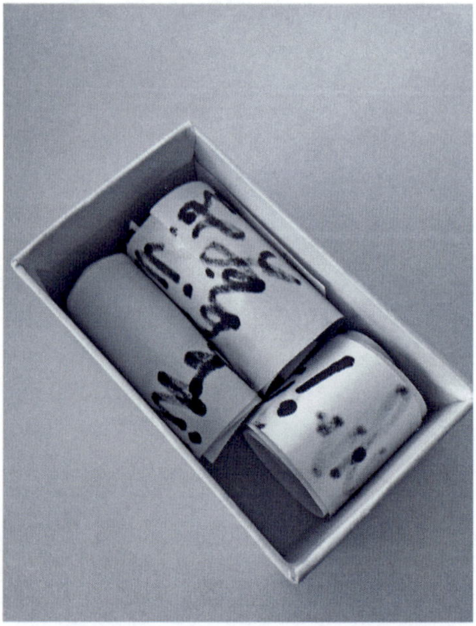

Abb. 15: Briefe an die verstorbene Mutter

in einen gefilzten Wolleball eingearbeitet werden. Aufzuschreiben, was noch „gesagt werden soll“, spendet Trost.

Tipp

→ *Gestalten Sie einen Fotorahmen: Holzbilderrahmen können mit Farbe, buntem Papier, Schmucksteinen, Muscheln etc. geschmückt werden. Dieser Bilderrahmen ist für ein besonderes Bild reserviert.*

Entspannung in angespannter Zeit

Die Zeit der Trauer ist für betroffene Kinder eine Zeit großer Anspannung. Eine angemessene Abfolge von Spannung und Entspannung ist durch ihre familiäre und persönliche Belastung oft nicht gewährleistet. Daher ist es wichtig, den Kindern vielerlei Sinneseindrücke zu ermöglichen, die zur Ruhe und zur Entspannung beitragen.

Beispiel

Der Besuch eines ***Barfußpfades*** *ermöglicht durch das Erspüren verschiedener Untergründe besondere Sinneseindrücke. Auf dem Boden wechseln feiner Sand, kühler Stein, Rindenmulch, Kies, Holz oder weiches Moos ab und sorgen für eine anregende Fußmassage. Zur Entspannung führt der Barfußpfad besonders dann, wenn das Kind Zeit und Ruhe hat, um die unterschiedlichen Wahrnehmungen intensiv zu erleben. Das Begehen eines Barfußpfades mit nackten Füßen ist eine Wohltat für den Körper und die Seele.*

Entspannungstechniken haben bei Kindern eine positive Auswirkung auf die Entspannungsfähigkeit. Die körperlich basierenden Zugänge zu Entspannungsmethoden sind für Kinder attraktiv und leicht erlernbar.

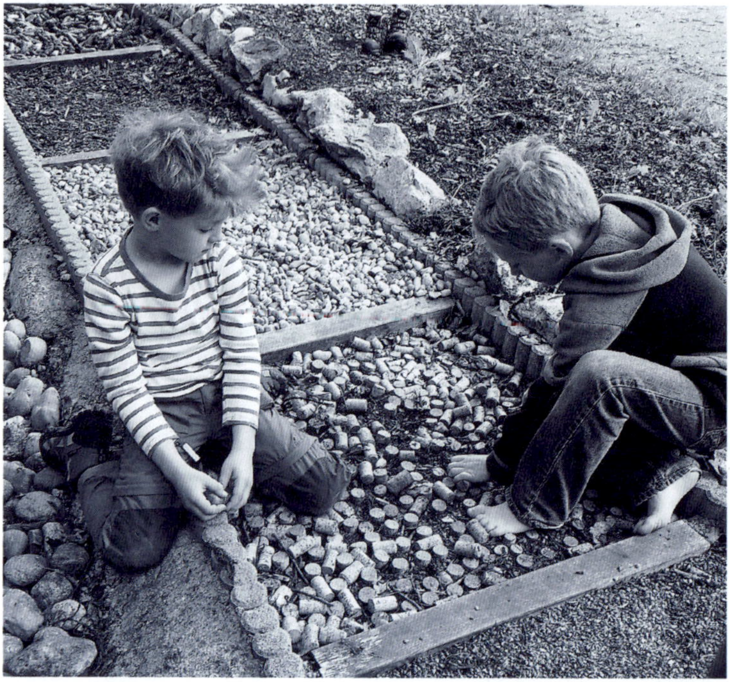

Abb. 16: Barfußpfad

Entspannung hilft Kindern dabei, körperlicher Anspannung entgegenzuwirken.

Durch einfache **Entspannungstechniken**, wie beispielsweise im Autogenen Training, nehmen Kinder ihren Körper bewusst wahr und lernen, körperliche Spannungszustände zu regulieren. Durch erlebte Selbsterfahrungsprozesse entwickeln die Kinder Stärken, die ihnen ihre Selbstwirksamkeit bewusst machen. Eine Gedankenreise während der Entspannung führt die Kinder an Orte, an denen sie gerne sind. Durch die offene Formulierung ist viel freier Raum für eigenes Erleben möglich. Wenn Kinder nach der Entspannung von ihrer eigenen Reise erzählen, ist zu berücksichtigen, dass diese Erzählung vom Zuhörer aufmerksam verfolgt wird. Es gibt kein Richtig oder Falsch. Durch die Erzählung kann das Kind in seine eigene Welt eintauchen. Die Möglichkeit, die

Zum Ausprobieren

Entspannung bei einer Gedankenreise

Das Kind darf sich mit Decken und unterschiedlichen Stoffen einen gemütlichen Platz, einen sicheren Ort, vorbereiten. Es legt sich bequem auf seinen Platz. Dann kann die Gedankenreise beginnen:

Du machst es dir jetzt an deinem Platz ganz bequem. Lege dich so hin, dass du dich richtig wohlfühlst. Es ist nun sehr ruhig hier im Raum. Die Geräusche von außen hörst du, aber sie brauchen dich jetzt gar nicht zu stören. Du musst jetzt gar nichts tun, darfst einfach an deinem Platz liegen, wie auf einer kleinen Insel. Ganz schwer darf dein Körper sein, ganz schwer liegst du auf deiner kleinen Insel. Du darfst deine Augen schließen. Du hörst die Wellen im Meer. Du atmest ein und aus, ein und aus, wie die Wellen im Meer. Du atmest ein und aus, ein und aus. Du stellst dir jetzt vor, dass du auf einer Insel am Strand bist. Langsam gehst du am Strand entlang. Du spürst den warmen Sand unter deinen Füßen. Du gehst am Strand entlang und du entdeckst ein Segelschiff im Hafen. Du gehst zum Hafen und steigst in das Segelschiff und das Schiff fährt dich über das große Meer. Ganz langsam fährt das Schiff über das Meer, die Wellen schaukeln das Schiff sachte hin und her. Das Schiff fährt in ein fernes Land. Dort gehst du umher. Es ist alles fremd um dich herum. Die Menschen sprechen eine fremde Sprache, die du nicht verstehen kannst. Du entdeckst in diesem fremden Land einen schönen Garten. Dort wachsen Blumen in den herrlichsten Farben und Bäume, die du noch nie gesehen hast. Du bleibst eine Weile in diesem Garten. Du hörst den Wind. Die Sonne wärmt dich. Du schaust dich um. Vielleicht bist du allein in diesem Garten. Vielleicht begegnest du auch jemandem. Gibt es auch Tiere in diesem Garten? Du darfst in diesem schönen Garten noch eine Weile bleiben.

Langsam wird es Zeit für dich, wieder in das Schiff zu klettern. Das Schiff fährt über das weite Meer. Die Wellen schaukeln das Schiff sachte hin und her. Du kommst an deiner Insel an und steigst aus dem Schiff. Du gehst wieder einige Schritte durch den warmen Sand und kommst wieder zurück auf deine Insel der Entspannung hier in diesem Raum. Bewege nun langsam deine Hände, deine Füße und auch deinen Kopf. Du darfst einmal ganz tief einatmen und wieder ausatmen. Nun öffne deine Augen. Damit du wieder richtig wach wirst, darfst du nun aufstehen, die Arme nach oben strecken und noch einmal tief ein- und ausatmen.

Geschichte aufzuschreiben oder zu malen, vertieft, was während der Gedankenreise „erlebt“ wurde.

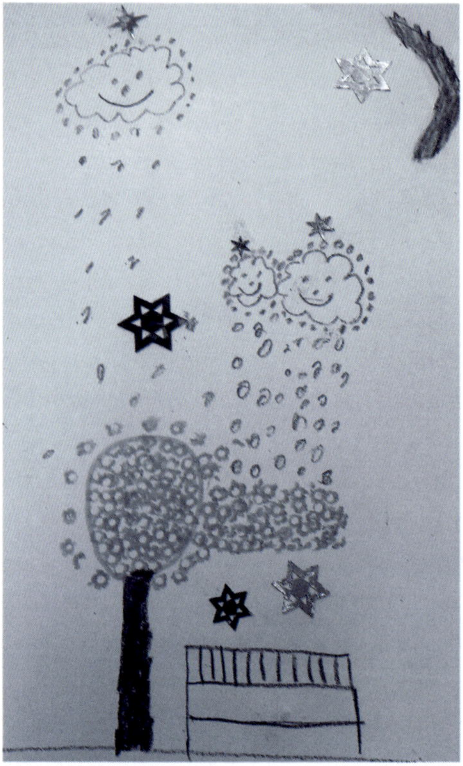

Abb. 17: Malen nach einer Entspannungsgeschichte

Nach der Gedankenreise darf das Kind, wenn es möchte, von seiner Reise erzählen. Geeignete Fragen helfen dem Kind dabei:

- War die Gedankenreise schön für dich?
- Wie sah das Schiff aus?
- Warst du alleine auf dem Schiff?
- Wie hat dein Garten ausgesehen?

Beispiel

„Ich habe meine Mutter getroffen und mit ihr gespielt. Ich habe auch einen Hund gesehen". Maria, 7 Jahre alt

Das freie Spiel ist für Kinder eine aus dem Unbewussten kommende Ausdrucksform. Spielen hilft Kindern dabei, das Leben zu begreifen, Eindrücke und Erlebnisse zu verarbeiten. Durch Wiederholung der Spielaktivitäten beschäftigen sich Kinder mit den für sie relevanten Themen (Vollmer 2012). Trauernde Kinder können im Spiel ihre Erfahrungen im nachahmenden Tun kreativ verarbeiten. Ängste können abgebaut und in positive Kräfte umgewandelt werden. Wünsche und Hoffnungen bekommen im Spiel Ausdruck und Gestalt. Kinder brauchen ausreichend Zeit und Ruhe für ihr Spiel.

Entspannung im Spiel finden

Beispiel

Das Spiel zur Trauerbewältigung nutzen

Marc spielt über eine lange Zeit hindurch immer das gleiche Spiel. Das Puppenhaus wird leer geräumt und in liebevoller Kleinstarbeit wieder eingeräumt. Der verstorbene Vater ist nicht mehr im Haus. „Papa ist im Himmel und schaut uns zu", erklärt Marc.

Bei jüngeren Kindern ist das Spiel mit Figuren ausgesprochen wertvoll. Diese haben eine symbolische Kraft. Sie können durch ihre Eigenschaften zu wertvollen Begleitern und Helfern für trauernde Kinder werden.

Auch das gemeinsame Spiel hat eine positive Wirkung auf die Entwicklung der Kinder. Im Kontakt mit anderen Spielpartnern setzen sich Kinder mit ihren Gefühlen und Wünschen auseinan-

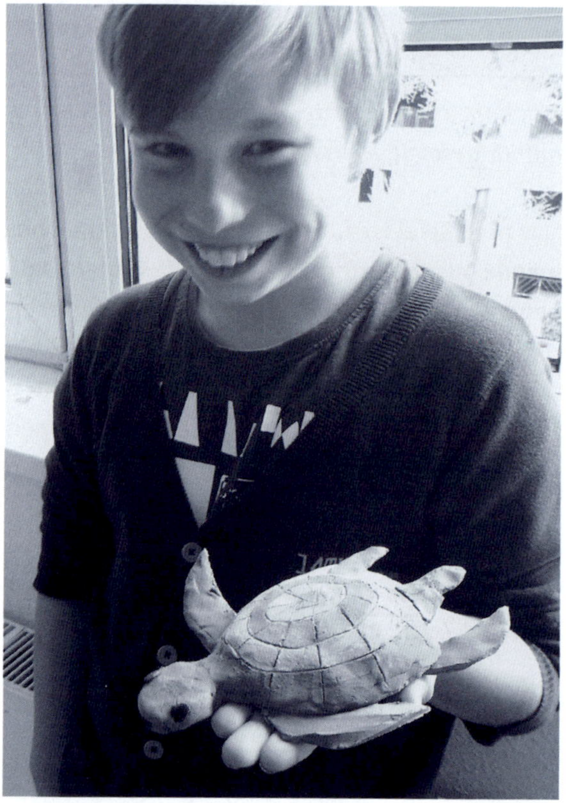

Abb. 18: Thomas mit seinem Krafttier

der. Im Rollenspiel erhalten sie die Möglichkeit, nach ihrem Wunsch Rollen zu übernehmen. Das ermöglicht die intensive Beschäftigung mit der eigenen Lebensrealität. Durch das gemeinsame Spiel mit anderen Spielpartnern erfährt das Kind neue Handlungsstrategien und Lösungsmöglichkeiten.

Beim gemeinsamen Spiel erhalten Kinder Zuwendung und Geborgenheit.

Neben dem freien Spiel, bei dem die Aktivität von den Kindern ausgeht, hat das vorstrukturierte Spiel eine große Bedeutung. Diese Spielart gibt die Regeln vor, an die sich die Spieler halten. Kindern gibt dies Sicherheit und Halt. Sie können anhand der Regeln in Interaktion mit anderen Kindern oder mit Erwachsenen treten. Für trauernde Kinder bedeutet das gemeinsame Spiel, Zuwendung zu erfahren, Geborgenheit zu spüren und Gemeinsamkeit zu erleben.

Kinder brauchen Hoffnung auf ein gutes Weiterleben

Nach dem Tod eines geliebten Menschen ist die Vergangenheit für Kinder außerordentlich wichtig. Manche Kinder können sich kaum auf die Gegenwart und noch weniger auf die Zukunft konzentrieren. Die Gegenwart ist für betroffene Kinder immer wieder von Trauer und großer Einsamkeit geprägt. Diese Gefühlslage verwehrt es ihnen, an die Zukunft zu denken. Trauer braucht Zeit und Trauer braucht Zuwendung. Das Leben der Kinder hat sich grundlegend verändert und ist über einen langen Zeitraum von Unsicherheit und Ängsten geprägt.

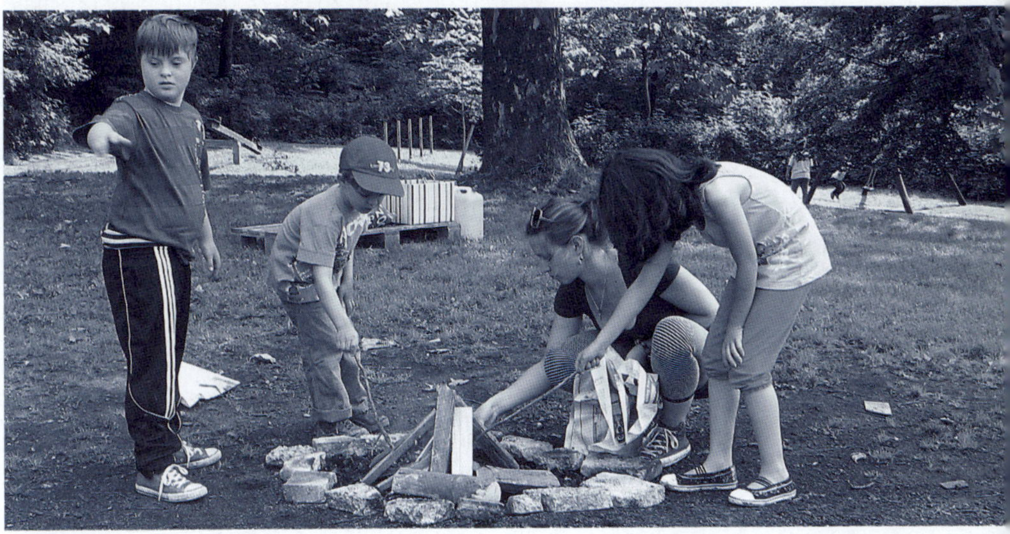

Abb. 19: Mit der Trauergruppe in der Natur.

Damit sich betroffene Kinder gesund weiterentwickeln können, brauchen sie Sicherheit und Stabilität im Alltag. Verlässlichkeit in alltäglichen Dingen führt dazu, dass die verunsicherten Kinder wieder Vertrauen ins Leben gewinnen. Dazu gehört auch, dass sie neue Erfahrungen machen und durch positive Erlebnisse gestärkt werden. Es ist wichtig, dass sie in die Planung ihrer Freizeitgestaltung eingebunden werden. Kleine Unternehmungen können erste Schritte dahin gehend sein, dass sie erleben und spüren, dass es auch für sie noch Dinge gibt, die schön sind. Sie brauchen die Bestätigung, dass es in Ordnung ist, wenn ihr Leben, trotz des Todes eines geliebten Menschen, wieder fröhlich wird.

Trauernde Kinder brauchen Verlässlichkeit in alltäglichen Dingen.

Betroffene Kinder sind sensibel und spüren, wenn Menschen mit ihnen die Trauer teilen, und sie spüren die lebenbejahende Haltung. Diese schafft Hoffnung und hilft Kindern dabei, einen neuen Lebensplan zu entwerfen, der die Tatsache des Todes nicht leugnet und den Verlust des geliebten Menschen nicht verschweigt, sondern mit einbezieht.

Die lebensbejahende Umgebung hat eine positive Wirkung.

Mit Tod und Trauer in Kindertageseinrichtung und Schule umgehen

Eltern brauchen die Gewissheit, dass ihre Kinder in Bildungseinrichtungen auch im Umgang mit schwierigen Themen unterstützt und mit ihren Fragen nicht alleingelassen werden. Darum sollten folgende Bereiche im Leitbild jeder Kindertageseinrichtung und Schule verankert sein:

- Kindern die Auseinandersetzung mit dem Thema Tod ermöglichen
- kompetent handeln, wenn die Einrichtung mit einem Todesfall konfrontiert ist

- kompetent handeln, wenn die Einrichtung über einen Todesfall in einer Familie informiert wird und
- die Trauer betroffener Kinder langfristig im pädagogischen Alltag berücksichtigen

Kindern die Auseinandersetzung mit dem Thema Tod ermöglichen

Bildungseinrichtungen können dazu beitragen, dass der Tod kein Tabuthema in unserer Gesellschaft bleibt. In der Kindertageseinrichtung und in der Schule bieten sich vielfach Lerngelegenheiten, Kindern die Auseinandersetzung mit Veränderungen im Leben und auch mit dem Sterben zu ermöglichen. Tod und Sterben sind im Religions- und Ethikunterricht schon immer im Lehrplan verankert. Hier wird das Sterben vorwiegend in religiösen und philosophischen Bildern vermittelt.

Mit dem biologischen Akt des Sterbens hat dies weniger zu tun. Kinder machen von klein auf in ihrem nächsten Umfeld bei der Beobachtung von Naturphänomenen Erfahrungen mit der Vergänglichkeit von Pflanzen und Tieren (z.B. wenn der Kanarienvogel stirbt). In der Schule kann die sachliche und wissenschaftliche Information über Geburt, Leben, Krankheit und Sterben auch in anderen Fächern bedeutsam werden, insbesondere im Biologieunterricht.

Durch eine vorbeugende Auseinandersetzung mit dem Tod sind Kinder auf zukünftige schwierige Lebensereignisse vorbereitet und können diesen besser begegnen (Gebhard 2013).

Kompetent handeln, wenn die Einrichtung mit einem Todesfall konfrontiert ist

Wenn die Einrichtung oder Schule mit dem Tod eines Kindes, eines Jugendlichen oder einer erwachsenen Person konfrontiert ist, bedeutet dies eine besondere Herausforderung im pädagogischen Alltag.

Familien dürfen von der Einrichtung Hilfe und Unterstützung erwarten.

Um Kindern einer Kindertagesstätte oder Schülerinnen und Schülern in der Schule eine Todesnachricht zu überbringen und ihnen Raum für ihre ersten Reaktionen des Entsetzens und der Trauer zu geben, bedarf es einer besonderen Handlungskompetenz. Ein Todesfall in einer Bildungseinrichtung ist eine Ausnahmesituation, die alle Betroffenen verunsichert und sofort zahlreiche Handlungsschritte notwendig macht. Dazu gehört auch die allgemeine Information an die Eltern darüber, was passiert ist, und darüber, welche Maßnahmen zur Bewältigung der Trauer die Einrichtung vorsieht.

Tipp

→ *Es ist ratsam, dass sich pädagogische Teams in Kindertageseinrichtungen und Lehrerkollegien an pädagogischen Klausurtagen mit der eigenen Haltung zu Fragen über Abschied, Tod und Trauer auseinandersetzen. Falls Bildungseinrichtungen mit einem Todesfall konfrontiert werden, kann es außerordentlich hilfreich sein, wenn ein gemeinsam erarbeiteter Notfallplan zur Verfügung steht.*

Für Eltern ist es wichtig zu wissen, wie die Einrichtung handelt.

Für Eltern ist es eine große Beruhigung, wenn sie sehen, dass ihre Kinder in der Einrichtung kompetent begleitet werden.

Zum Weiterlesen

Zur Unterstützung für Kindertageseinrichtungen kann folgender Leitfaden hilfreich sein:

Färber, M., Lutz, M. (2014): ... plötzlich mit dem Tod konfrontiert. Don Bosco, München

Ausführliche Informationen für Schulen gibt folgende Handreichung:

Becker, U., Shah, H. (2004): Vom Umgang mit Trauer in der Schule. Ministerium für Kultur, Jugend und Sport Baden-Württemberg, Weilheim an der Teck

Kompetent handeln, wenn die Einrichtung über einen Todesfall in einer Familie informiert wird

Tipp

→ *In Kindertageseinrichtungen, in der Schule und in Vereinen müssen Erwachsene, die sich Kindern widmen, Kenntnisse von deren Schicksal haben. Für betroffene Kinder ist es von großer Bedeutung, dass alle wichtigen Bezugspersonen außerhalb der Familie um deren Schicksal wissen. Nur dann ist es möglich, dass die Kinder im Alltag achtsam unterstützt werden können. Basis dafür ist gegenseitiges Vertrauen und Respekt vor der außergewöhnlichen Situation.*

Wenn Eltern die Einrichtung über den Tod eines Familienangehörigen informieren, sind folgende Überlegungen notwendig:

- Wer führt ein Gespräch mit der betroffenen Familie?
- Wer soll mit dabei sein?
- Wie wird der Raum für dieses Gespräch vorbereitet?
- Wie werden die Kinder in der Einrichtung / Schule informiert?
- Wie werden die Eltern der Kinder informiert?

- Beim Tod eines Elternteils ist zu überlegen, ob die Begleitung des betroffenen Kindes durch eine Bezugsperson der Einrichtung hilfreich ist.
- Beim Tod eines Kindes kann die Mitgestaltung der Beerdigung / Trauerfeier durch MitschülerInnen besprochen werden.

Es ist wichtig, dass Eltern ihre Wünsche der Einrichtung gegenüber formulieren.

PädagogInnen und Eltern überlegen gemeinsam, was für die betroffenen Kinder der Familie und für die Kinder in der Einrichtung wichtig ist und wie eine Begleitung der Kinder gestaltet werden kann. Je nach Todesfall sind verschiedene Handlungsschritte notwendig.

Wünsche und Grenzen trauernder Familien müssen berücksichtigt werden.

Beim Tod eines nahen Verwandten oder Freundes der Familie kann ein persönliches Gespräch zwischen Kind und Bezugsperson der Einrichtung hilfreich und ausreichend sein. Beim Tod eines Elternteils oder eines Geschwisterkindes sollte gemeinsam überlegt werden, wie mit den Kindern der Einrichtung oder der Klasse über den Tod gesprochen wird.

Durch die Teilnahme und das Interesse an der Familie zeigt die Einrichtung, dass die Trauer des Kindes wahrgenommen wird.

Es kann für ein betroffenes Kind eine positive Unterstützung sein, wenn eine Vertrauensperson aus Kindertagesstätte oder Schule an der Beerdigung teilnimmt. Diese Teilhabe tröstet Kinder und deren Familien und signalisiert die Verbundenheit mit dem Verstorbenen.

Die Trauer betroffener Kindern langfristig im pädagogischen Alltag berücksichtigen

Betroffene Kinder leben lange mit ihrer Trauer und sie leben weiter ohne den Menschen, der gestorben ist. Dieser Umstand darf auch in der Kindertageseinrichtung und der Schule nicht vergessen werden. Den verstorbenen Menschen im Laufe der Zeit zu negieren und zu vergessen, ist ein zusätzlicher Schmerz für betroffene Kinder. Wenn Bildungseinrichtungen von einer Atmosphäre der Zugewandtheit und Achtsamkeit geprägt sind, können sich betroffene Kinder sicher fühlen und werden in der Bewältigung ihrer Trauer unterstützt. Die Kinder wollen keine besondere Behandlung, aber sie sollen spüren, dass ihrer Trauer Beachtung entgegengebracht wird.

Bei Elterngesprächen sollen Eltern an den Todesfall in der Familie erinnern.

Tipp

→ *Der Verlust eines Geschwisterkindes, der Verlust von Vater oder Mutter, gehören bleibend zum Schicksal eines betroffenen Kindes. Diese Lebenswirklichkeit braucht über lange Zeit Beachtung. Eltern sollten daran erinnern und fordern, dass beim Wechsel von der Kindertageseinrichtung zur Schule bzw. beim Wechsel in neue Klassenstufen die Information über den Todesfall an die nachfolgende Institution weitergegeben wird.*

Kinder entdecken ihre Ressourcen

Kinder verfügen über Ressourcen. Diese sind der Bestand und die Quelle, aus der sie Energie schöpfen können (Vollmer 2012).

Kinder müssen ihre Stärken wiederentdecken.

In der Begleitung trauernder und traumatisierter Kinder spielen vorhandene Ressourcen eine besondere Rolle. Diese Kinder sind oft verunsichert. Ihre Lebenssituation ist verändert und instabil geworden. Viele ganz gewöhnliche Abläufe müssen sich erst wieder stabilisieren. Es ist wichtig, dass die Kinder ihre Ressourcen entdecken. Das Erkennen eigener Kraftquellen macht es den Kindern möglich, diese zu nutzen.

Die Ressourcenorientierung hilft Kindern, sich zu stabilisieren. Aufmerksame Begleiter machen sich mit den Kindern auf den Weg, Ressourcen zu entdecken (Scherwath / Friedrich 2016).

Die Unterstützung bei der Suche nach kindlichen Ressourcen beginnt damit, sich für die Stärken der Kinder zu interessieren. Es geht darum, die Kinder anzuregen, über sich nachzudenken. Sie sollen Lust daran bekommen, Antworten zu finden und mit Freude ihre eigenen Fähigkeiten wiederentdecken. Dies stärkt ihr Selbstwertgefühl.

Impulsfragen zur Suche nach inneren Ressourcen

- Was kannst du besonders gut?
- Worauf bist du stolz?
- Was war gut in deinem Leben?
- Gibt es jemanden, den du um Rat fragen kannst?
- Gibt es jemanden, der dich tröstet, wenn du traurig bist?
- Hilft dir jemand, wenn du nicht weiter weißt?
- Gibt es einen Ort, wo du dich sicher fühlst?
- Kennst du jemanden, dem du ein Geheimnis anvertrauen kannst?

Ebenso wichtig ist es, dass Kinder wissen, wer für sie da ist, wer sich um sie sorgt und wem sie sich anvertrauen können. Diese helfenden Faktoren müssen Kinder kennen, um diese sozialen Ressourcen in ihrem Lebensumfeld bei Bedarf in Anspruch nehmen zu können (Scherwath / Friedrich 2016). Eine Hilfe dazu ist die Erstellung einer „Helferhand" oder „Die sichere Hand". Diese soll Kindern dann eine Gedächtnisstütze sein, wenn sie sich unsicher fühlen, wenn sie traurig sind oder wenn sie Hilfe und Unterstützung benötigen (Hobday / Ollier 2006).

Zum Ausprobieren

Erstellung einer „sicheren Hand" oder „Helferhand"

Das Kind legt seine Hand auf ein Blatt Papier. Die Umrisse der Hand werden aufgezeichnet. Gemeinsam mit dem Kind wird nun überlegt, wer wichtig ist, wenn es Hilfe, Trost und Unterstützung braucht. Die Namen der Menschen, die für das Kind da sind, werden in die Finger oder auch in die Handinnenfläche geschrieben. Diese gezeichnete Hand zeigt dem Kind, wer da ist, wenn es Unterstützung braucht, und macht deutlich, dass sich das Kind seiner sozialen Ressourcen bewusst ist.

Erlebnispädagogische Angebote eignen sich besonders, Kindern ihre Stärken bewusst zu machen und diese weiterzuentwickeln. Unternehmungen in der Natur, wie eine Schatzsuche durch den Wald, bei der verschiedene Aufgaben erfüllt werden müssen, oder die gemeinsame Vorbereitung für ein großes Lagerfeuer können verborgene Ressourcen ebenso wecken wie das Klettern im Waldseilgarten.

Mit Hilfe Erlebnispädagogischer Angebote Ressourcen stärken

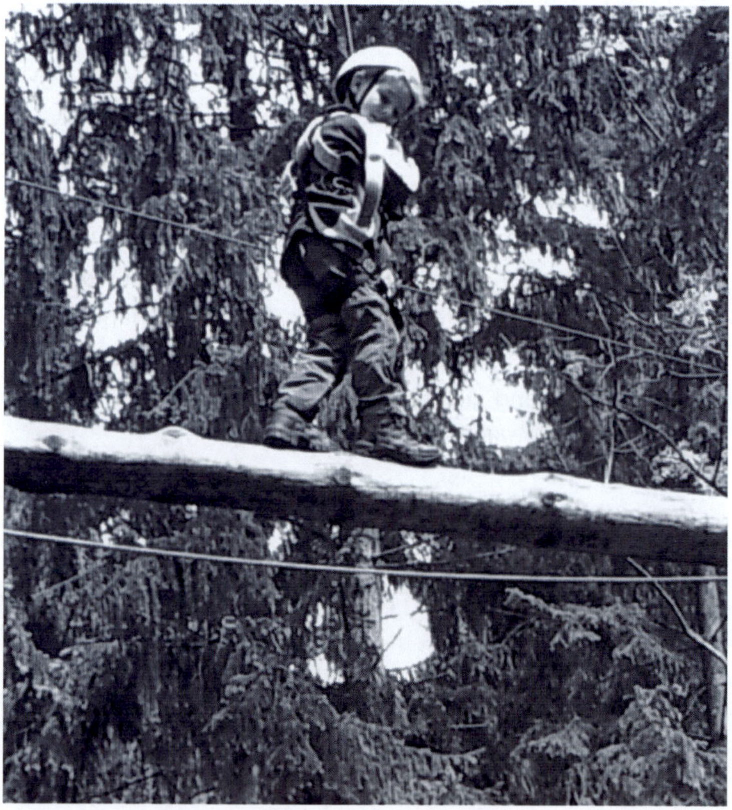

Abb. 20: Noa im Waldseilgarten

Lebensräume fern der Trauer

Kinder trauern intensiv, aber sie trauern nicht ununterbrochen. Dennoch werden sie immer wieder von den Gefühlen der Trauer überrollt. Plötzlich werden sie unendlich traurig, und der Verlust erscheint ihnen ungerecht und unzumutbar. Sie haben große Sehnsucht nach dem verstorbenen Menschen und fühlen sich alleine. In ihrer Verzweiflung werden sie mutlos und sind erschöpft. Um diese Gefühlsschwankungen auszuhalten und den Kindern aus ihrer Not zu helfen, ist es notwendig, trauernden Kindern ausgleichende Aktivitäten anzubieten. Hierbei sollen sie Normalität erleben können. Die Trauer und die Familiensituation einmal zu vergessen, ist eine erholsame Zeit, in der Kinder Kräfte schöpfen. Achtsame Begleiter können den Kindern unbeschwerte, schöne Zeiten ermöglichen und berücksichtigen doch die Lebenssituation der betroffenen Kinder.

Orte fern der Trauer dienen der Freude und Entspannung.

Lebensräume fern der Trauer haben für betroffene Kinder verschiedene Funktionen:

- Begegnung mit anderen Kindern
- Pause von der Trauer
- Kennenlernen neuer Kraftquellen
- Freude spüren und erleben

Beispiel

Bei einem Familienausflug spielte die Gruppe mit dem bunten Fallschirm. Die Kinder durften auf Zuruf unter dem Fallschirm durchlaufen und ihre Plätze tauschen. Der sonnige Tag, das bunte Tuch, Aufregung und Anspannung, Bewegung und weitere Faktoren sorgten bei dieser Aktion für Freude bei Eltern und Kindern. Eine Mutter sagte später, dass sie seit dem Tod ihres Mannes ihren Sohn nicht mehr so fröhlich und ausgelassen erlebt hat.

Wenn Kinder therapeutische Hilfe brauchen

Trauer ist eine Reaktion auf eine Verlusterfahrung und ist keine Krankheit. Die Trauerbewältigung braucht Zeit und kann durch vielfältige Angebote einer einfühlsamen Begleitung in der Regel ohne therapeutische Hilfe erreicht werden.

Auch die Symptome nach einem Trauma sind in der Regel nicht krankhaft, auch sie sind eine normale Reaktion des Menschen auf ein unnormales Ereignis (Scherwath / Friedrich 2016).

Bei erschwerter Trauer kann psychotherapeutische Unterstützung notwendig werden.

Dennoch gibt es Kinder, die ihre außergewöhnlichen Lebenserfahrungen nicht ohne psychotherapeutische Unterstützung bewältigen können. Für Kinder, die nach dem Tod eines nahestehenden Menschen heftige Verunsicherungen und Auffälligkeiten in ihrem Verhalten zeigen, ist psychotherapeutische Unterstützung notwendig. Diese kann auch dann notwendig sein, wenn die Todesursache besonders tragisch war, der nahestehende Mensch durch ein Gewaltverbrechen oder durch Suizid ums Leben kam. Der gleichzeitige Tod beider Elternteile führt Kinder in eine Existenzkrise, die besonderer Maßnahmen bedarf. Plötzliche Todesfälle können für Kinder so unfassbar sein, dass sie zur Bewältigung therapeutische Unterstützung brauchen. Betroffene Kinder, die in ihrer Familie und in ihrem sozialen Umfeld keine Hilfen zur Trauerbewältigung erfahren, benötigen professionelle Unterstützung.

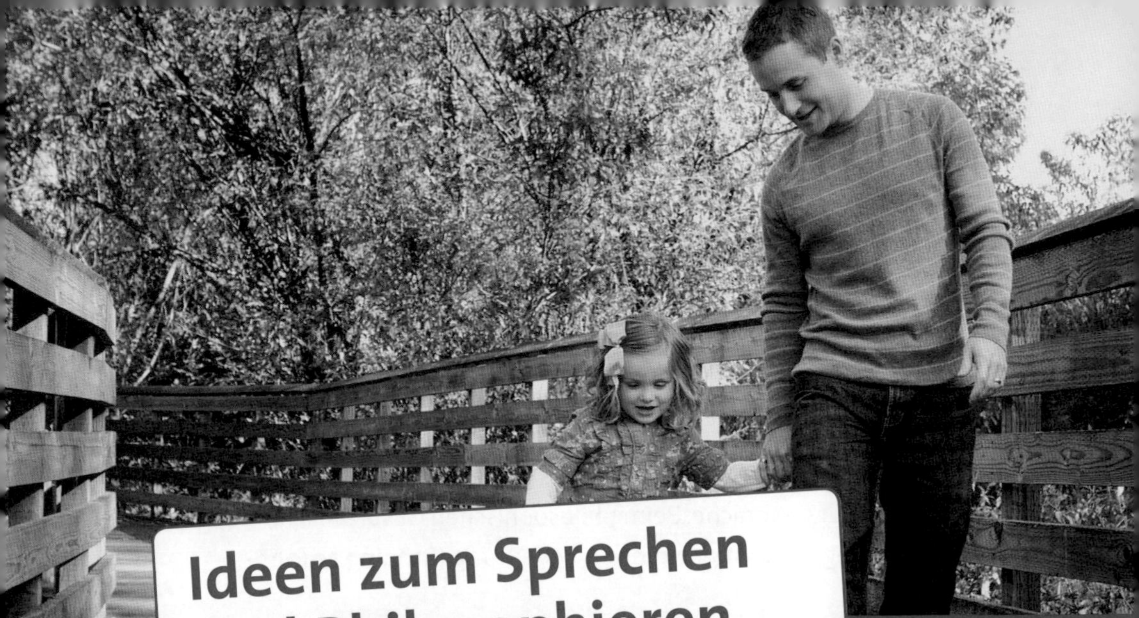

5

Ideen zum Sprechen und Philosophieren mit Kindern

„Mama, wann war der erste Tag?", fragt der 5-jährige Manuel und er zeigt dadurch seine Fähigkeit, grundlegende Fragen zu stellen. Kinder haben Interesse an den Dingen, die sie erleben, und an der Welt, die sie umgibt. Sie wollen verstehen, warum die Welt so ist, wie sie ist. Das gemeinsame Sprechen und Philosophieren geht diesem Interesse nach. Das Sprechen über verschiedene Themen macht Kinder neugierig und erweitert ihr Wissen. Das Philosophieren ermöglicht es, über viele Fragen gemeinsam nachzudenken.

Bei philosophischen Gesprächen formulieren Kinder eigene Gedanken, hören andere Meinungen und kommen zu eigenen Erkenntnissen. Im Austausch mit anderen entwickeln sie ihr eigenes Verständnis von der Welt (Schick 2016).

Das Philosophieren mit Kindern nutzt deren Interesse an Dingen und Personen. Das genaue Beobachten, Beschreiben und Unterscheiden von Gegenständen oder Situationen ist Inhalt der Gespräche. Beim philosophischen Gespräch sind vier grundlegende Tätigkeiten von Bedeutung (Brüning 2010):

1 Staunen
2 Fragen stellen
3 Nachdenken
4 Weiterdenken

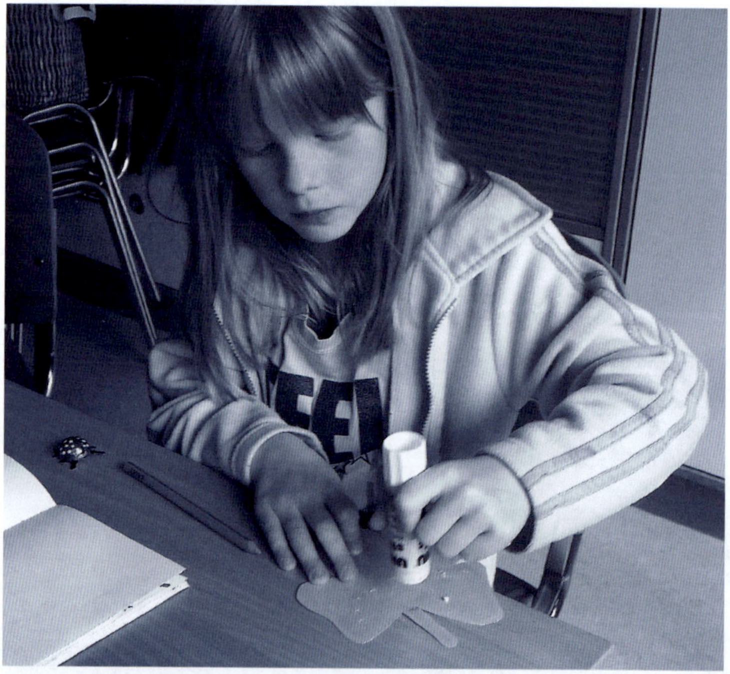

Abb. 21: Was ist Glück?

Um abstrakte Begriffe wie beispielsweise Freundschaft, Glück, Neid oder Traurigkeit für Kinder begreifbar zu machen, ist die Erstellung einer Begriffsblume eine wirkungsvolle Methode (Brüning 2010). Ein abstrakter Begriff wird visualisiert, der Gespräche angeregt.

Zum Ausprobieren

Erstellung einer Begriffsblume

Der zu erforschende Begriff wird in die Mitte geschrieben oder als Symbol in die Mitte gezeichnet. Um diese Mitte herum werden die Blütenblätter gezeichnet. In die Blütenblätter werden Wörter geschrieben, die die Kinder mit dem zu erforschenden Begriff in Verbindung setzen. Folgende Begriffe eignen sich gut zur Erstellung einer Begriffsblume:

- *Freundschaft*
- *Neid*
- *Streit*
- *Sterben*
- *Familie*

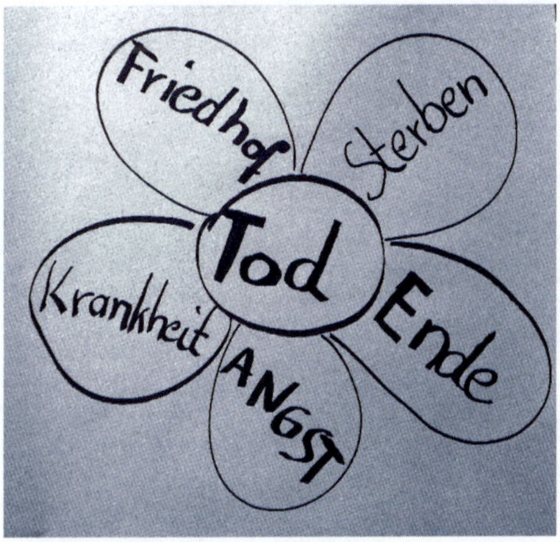

Abb. 22: Begriffsblume

Die folgenden Themen bieten vielfältige Möglichkeiten, um mit Kindern ihre Umwelt zu erforschen und zu beobachten.

Das aktive Handeln ist wichtig, damit sie für die Gespräche sinnliche Erfahrungen sammeln können. Beim Philosophieren entwickeln die Kinder eigenständig Gedanken zu den Veränderungen des Lebens und dessen Sinnhaftigkeit. Ihre Gedanken erscheinen Erwachsenen oft naiv oder nicht richtig, sie bieten jedoch eine wichtige Grundlage für die Entwicklung eigener Erkenntnisse.

Die Familie

In unserer modernen Gesellschaft hat sich das Bild der Familie gewandelt. Das typische Bild der Kleinfamilie von Vater, Mutter und Kindern gehört für viele Kinder nicht zu ihrer Lebenswirklichkeit.

Nach einem Verlust bekommt die Familie eine neue Struktur, ähnlich einem Mobile, das plötzlich ein Element verliert und dadurch ins Ungleichgewicht gerät. Es braucht Zeit und viel Geduld, bis das Gleichgewicht wiederhergestellt ist.

Es ist wichtig, dass Kinder die Struktur der eigenen Familie kennen.

Das Nachdenken darüber, wie die eigene Familiensituation ist, erklärt, wer zur Familie gehört und wer wo seinen Platz in der Familie hat. Das Ausformulieren von Wünschen und Erwartungen bringt Klarheit auch im Hinblick auf die Gesellschaft. Auch hier kann die Methode der Begriffsblume von großem Nutzen sein.

Unsere Stadt

Eine Fotosafari durch die Stadt kann für Kinder ein Abenteuer werden, bei dem ihre Aufmerksamkeit auch neuen bisher unbekannten Orten gewidmet wird. Mit der Kamera in der Hand erfüllen sie ihren „Auftrag“. Als Detektive suchen sie nach Motiven in der Stadt. Gemeinsam führt die Safari zum Bahnhof, zum Rathaus, zur Kirche, zur Schule, zum Friedhof und an vielen Geschäften vorbei.

Tipp

→ *Lassen Sie das Kind bei der Fotosafari viele Fotos machen, die dann gemeinsam betrachtet werden. Aus den Fotos kann dann ein individuelles Stadtspiel, ein Memory, ein Puzzle etc. entstehen.*

Impulsfragen zu den Fotos

- Welches ist das größte Gebäude in der Stadt?
- Was fällt dir ein, wenn du den Bahnhof siehst?
- Welche Tiere hast du fotografiert?
- Gibt es einen Ort, der dir besonders gut gefällt?
- Was ist ein Friedhof?
- Warum ist das Kunstwerk so verrostet?
- Wo wohnen die Menschen?

Viele Bereiche des gemeinsamen Lebens in der Stadt werden angesprochen und der Friedhof ist dabei eingebunden und wird zum selbstverständlichen Gesprächsinhalt.

Über die Zeit

Ob Armbanduhr, Küchenuhr, Sanduhr oder Wecker, das Sammeln verschiedener Uhren und das Betrachten der unterschiedlichen Eigenschaften macht Kindern Spaß. Das Gespräch über die Zeit ergibt sich von selbst.

Impulsfragen zum Thema Zeit

- Wie hört sich das Ticken eines alten Weckers an?
- Wie laut klingelt ein Wecker und warum?
- Warum tragen viele Menschen eine Armbanduhr?
- Wie lange dauern 3 Minuten?
- Wie lange dauert ein Leben?

Lebenszeiten

Fotos eines Menschen vom Neugeborenen bis ins hohe Alter geben den Impuls, über die einzelnen Lebensphasen mit Kindern zu sprechen.

Impulsfragen zu Lebensphasen

- Wie sehen Menschen unterschiedlichen Alters aus?
- Wie verändern sie sich?
- Wie sind sie gekleidet?
- Was tun sie gerne?
- Wie alt möchtest du werden?

Kinder können angeregt werden, ihre Geschwister, Eltern und Großeltern zu bitten, über besondere Erlebnisse aus ihrem Leben zu erzählen. Die Betrachtung von Biografien zeigt Kindern beiläufig die natürliche Veränderung des Lebens.

Unterschiedliche Orte

Durch Urlaubsreisen, Ausflüge oder Besuche anderer Städte haben die Kinder schon andere Orte kennengelernt. Von diesen Orten berichten die Kinder gerne. Unterschiedliche Orte können beim Erstellen einer Bildercollage dargestellt werden. Dazu werden Fotos und Bilder von Wald und Wiese, von Dörfern und Städten, von Seen und vom Meer, von Nachbars Garten und großen Bauwerken aus aller Welt zu einem großen Bild zusammengefügt.

Impulsfragen zu verschiedenen Orten

- Wo wärst du jetzt gerne?
- Welche Landschaft auf unserem Bild gefällt dir am besten?
- Wohin würdest du gerne einmal gehen?
- Gibt es ein Gebäude, in das du gerne gehen möchtest?
- Wo warst du schon?
- Gibt es einen Ort, an dem du gar nicht sein möchtest?

Von Treppen und Brücken

Treppen und Brücken machen Übergänge möglich. Die Treppe ermöglicht es, in ein Haus zu kommen oder ein anderes Stockwerk zu erreichen. Es gibt Treppen mit wenig Stufen und Treppen, die durch viele Stufen von unten in die Höhe führen und große Höhenunterschiede überwindbar machen. Sie sind ein Symbol für Übergangssituationen (Janzen 2013).

Treppen erkunden Mit den Kindern in Gebäuden und der Stadt Treppen aufsuchen und begehen. Dabei erforschen sie, ob die Treppe aus Stein, Holz oder Metall gebaut ist. Man kann die Treppenstufen zählen und erforschen, wohin wir gelangen, wenn wir eine bestimmte Treppe hinaufgehen. Ein spannendes Thema, das Kindern Spaß macht und sie anregt, über Übergänge nachzudenken.

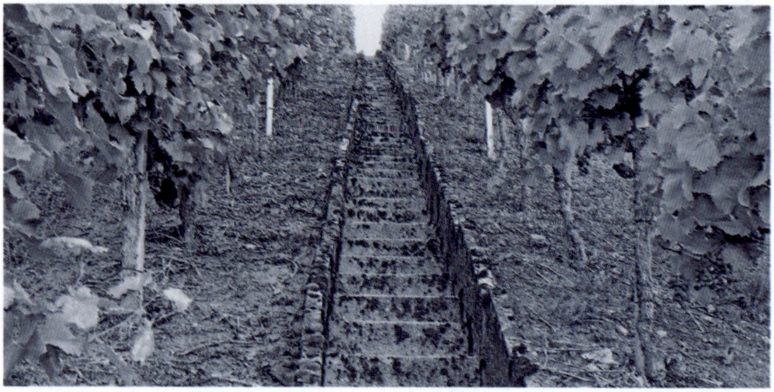

Abb. 23: Treppe im Weinberg

Zum Ausprobieren

Stufen in meine Zukunft!

Mit dem Kind wird eine Treppe von unten nach oben gezeichnet. Auf die einzelnen Stufen werden Ereignisse notiert oder gemalt. So kann mit dem Datum der Geburt des Kindes auf der untersten Stufe begonnen werden und jede weitere Stufe mit einer besonderen Erinnerung, einem besonderen Tag, Fest, Lebensereignis und ähnlichem, markiert werden. In einer anderen Farbe können auf die oberen Treppenstufen Wünsche, Pläne und Ziele des Kindes geschrieben werden.

Auch Brücken ermöglichen, von einem Ort zu einem anderen zu gelangen. Brücken führen über Flüsse, Gräben und sie verbinden Täler. Brücken verbinden und verdeutlichen einen Übergang von einer in eine andere Situation. Kinder lassen sich inspirieren, in ihrer Umgebung Brücken aufzusuchen und genau zu betrachten (Agius-Gilibert 2013).

Impulsfragen zu Brücken

- Wo gibt es eine Brücke?
- Wie hoch ist die Brücke?
- Wohin führt die Brücke?
- Führen alle Brücken über einen Fluss?

Philosophische Gespräche über Treppen und Brücken ermöglichen das gemeinsame Nachdenken über Verbindungen.

Naturbeobachtungen

Kinder sind offen und interessiert an ihrer Umgebung und der Welt. Sie wollen ihre Eindrücke verstehen und ihre Erfahrungen ordnen und einordnen können. Zu ihrer Entdeckung der Welt gehört das Interesse an Pflanzen, Tieren und dem Leben der Menschen. Kinder stellen Fragen und sind interessiert daran, Antworten zu finden. Die Beschäftigung mit der Natur ermöglicht das Nachdenken darüber, was lebendig ist, und dies bringt die Konfrontation mit dem Tod unweigerlich mit sich (Gebhard 2013).

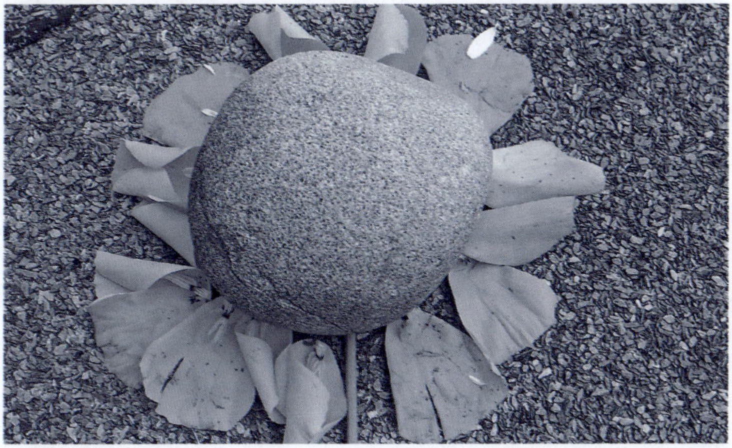

Abb. 24: Kieselstein

Impulsfragen zur Natur

- Warum braucht die Pflanze Wasser?
- Lebt ein Baum?
- Ist ein Stein lebendig?
- Können Tiere fühlen?

„Ein Kieselstein stirbt nicht, weil er sich nicht verändert. Er stirbt nicht, weil er nicht lebt. Alles, was sich verändert, was wächst, muss sterben. Alles Lebendige muss sterben. Es hört sich komisch an, aber wir sterben, weil wir leben" (Labbe / Puech 2007, 12).

Wege im Labyrinth

Das Labyrinth ist das Symbol des Lebens.

Viele Städte haben in Parks oder Waldstücken Labyrinthe angelegt. Diese laden dazu ein, sich auf den Weg zu machen. Wer das Labyrinth betritt, hat das Ziel schon vor Augen und ein vorgegebener und strukturierter Weg ist zu erkennen. Das Labyrinth ist kein Irrgarten. Es führt denjenigen, der es durchschreitet, über den geordneten Weg sicher an das Ziel. Die Mitte ist von Anfang an sichtbar und die Strecke scheint einfach und kurz zu sein. Doch diese ist nicht so leicht zu gehen, wie es zunächst aussieht. Es ist nicht möglich, einfach geradeaus zu gehen. Der Weg führt überraschend oft immer wieder knapp am Ziel vorbei. Enge Windungen gehen nach außen, weit weg vom Ziel und wecken das Gefühl, dieses vielleicht zu verfehlen. Es gibt keine Abkürzung, alles muss gegangen, alles erfahren werden. Das Ziel im Blick fordert uns auf, weiterzugehen. Fast überraschend erreicht man schließlich die Mitte (Candolini 1999).

Auch wenn Kinder nicht im gleichen Bewusstsein wie Erwachsene ein Labyrinth begehen, spüren sie doch, dass sie sich auf diesen Weg verlassen können. Sie können sich dem vorgegebenen Weg anvertrauen und spüren, dass dieser Weg lang ist, eine Mitte hat und hin- und zurückgegangen sein will. Kinder haben viel Spaß an dieser Art von Bewegung und gehen gerne wiederholt zur Mitte und zurück in den unbegrenzten Raum.

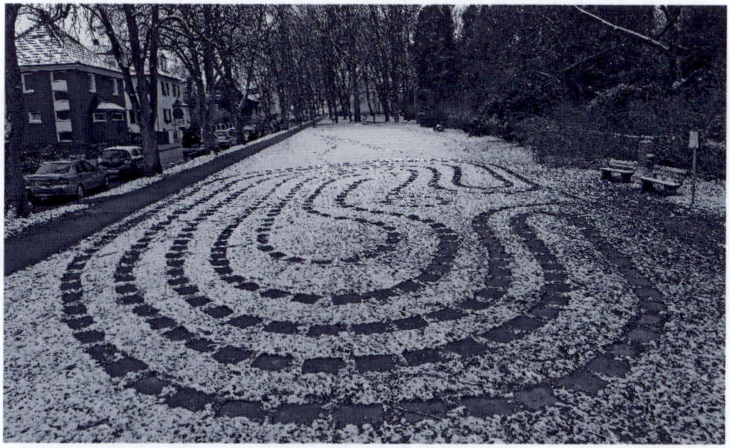

Abb. 25: Schorndorfer Labyrinth im Winter

Tipp

→ ***Labyrinthe*** *sind für Kinder eine Kraftquelle besonderer Art. Besuchen Sie gemeinsam im Umkreis des Wohnortes, auf Reisen und längeren Tagesausflügen Labyrinthe und begehen Sie diese gemeinsam: Durchschreiten Sie den Hinweg zur Mitte und den Rückweg aus dem Labyrinth bewusst und erfahren Sie, wie lang der Weg sein kann.*

Impulsfragen zum Labyrinth

- Wie war der Weg für dich?
- Wie war es, in der Mitte anzukommen?
- War der Rückweg langweilig?
- Was ist der Unterschied von einem Labyrinth und einem Irrgarten?

Kleiner Bericht über eine kreative Aktion

Am Tag des Friedhofs im September 2015 haben der Kinderhospizdienst Sternentraum und die Trauerbegleitung Kelebek, mit Unterstützung zweier Bestattungshäuser aus Schorndorf, eine besondere Aktion angeboten. Die Kinder wurden eingeladen, einen Holzsarg zu bemalen. Nach anfänglichen Berührungsängsten entwickelte sich ein reges Tun, an dem sich auch Erwachsene beteiligten. Es bot sich bei dieser Aktion die Möglichkeit, einen Sarg zu berühren, zu gestalten und ins Gespräch über das Sterben zu kommen.

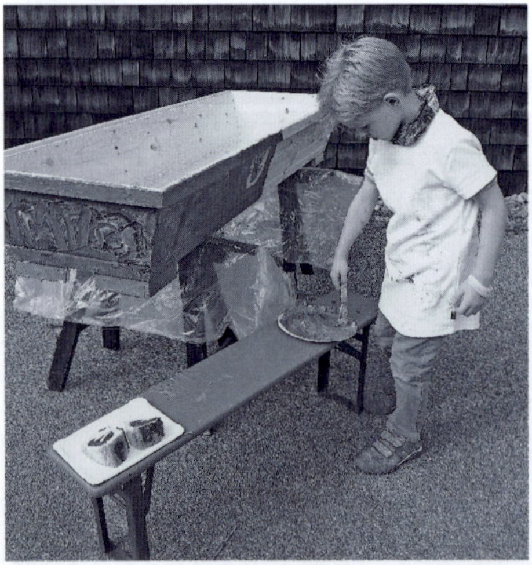

Abb. 26: Junge bemalt einen Sarg

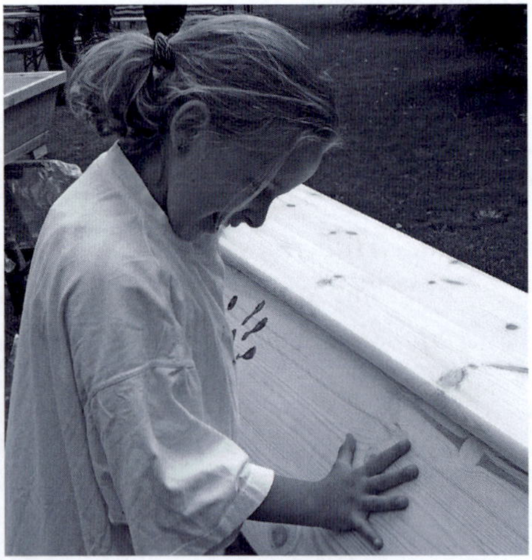

Abb. 27: Handabdruck auf dem Sarg

Beispiel

Ein Sarg darf auch bunt sein!

Sterben, Tod und Trauer sind dunkle Zeiten in unserem Leben. Darum ist die Farbe der Trauer schwarz. Dennoch braucht man in der Zeit der Trauer auch Farben und Symbole, um die Verbindung und Erinnerung an den verstorbenen Menschen lebendig zu halten. Alle sind eingeladen, mit eigenen Ideen und Motiven einen besonderen Sarg zu gestalten.

Interview mit Teilnehmern der Malaktion auf dem Friedhof:

Frage: „Du hast am Sonntag beim Tag des Friedhofs mit anderen Kindern zusammen einen Sarg bemalt. Wie war das für dich? Wie hast du dich dabei gefühlt?"

„Es war komisch, man weiß, dass man selber auch mal tot ist. Ich hab den Baum des Lebens gemalt." Leander, 13 Jahre

„Ich fand das schön. Ich hab mir auch Mühe gegeben, weil den Sarg ja eine Frau gerne haben möchte, hab ich gehört." Nils, 10 Jahre

„Eigentlich hat das Spaß gemacht und ich habe den Sarg schön gefunden." Marlene, 6 Jahre

„Es war etwas Besonderes, eigentlich bemalt man ja Holz, aber es gibt da den Sarg und dich. Und dann ist man ganz vertieft, es ist schon was Besonderes. Ich hab auch ans Sterben gedacht." Silena, 14 Jahre

„Eigentlich war das schön, weil wir zwei ja die Erfahrung gemacht haben, mit dem Tod. Es war auch beklemmend, zunächst. Doch auch positiv und es hatte auch etwas Heiteres. Ich habe eine Blumenranke gemalt, so, als würde sie mein Kind umarmen." Mutter von Nils

„Zuerst war das komisch und hat mich sehr befremdet. Das kann man doch nicht machen, dachte ich. Dann haben meine Enkelkinder angefangen zu malen. Da hab ich auch Lust gekriegt. Ich fand das dann sehr schön. Ich habe eine Mohnblume gemalt und ein Gedicht geschrieben. Ich dachte, eigentlich müsste man Särge immer so gestalten." Oma von Leander und Silena

Nachwort

„Der Tod ist gewissermaßen eine Unmöglichkeit, die plötzlich zur Wirklichkeit wird“ (Johann Wolfgang von Goethe).

Bei vielen Kindern und Jugendlichen, die ich in den Trauergruppen begleite, ist durch das Sterben eines nahestehenden Menschen der Tod viel zu früh zu ihrer Lebenswirklichkeit geworden. Von ihnen erfahre ich immer wieder, wie wichtig es für sie ist, einen Ort der Begegnung in der Trauer zu haben. Sie und ihre Familien bringen mir viel Vertrauen entgegen, was ich sehr zu schätzen weiß. Viele Fotos dieses Buches sind in der Trauerbegleitung mit Kindern entstanden. Ich bedanke mich, dass sie in diesem Buch veröffentlicht werden dürfen. Besonderer Dank

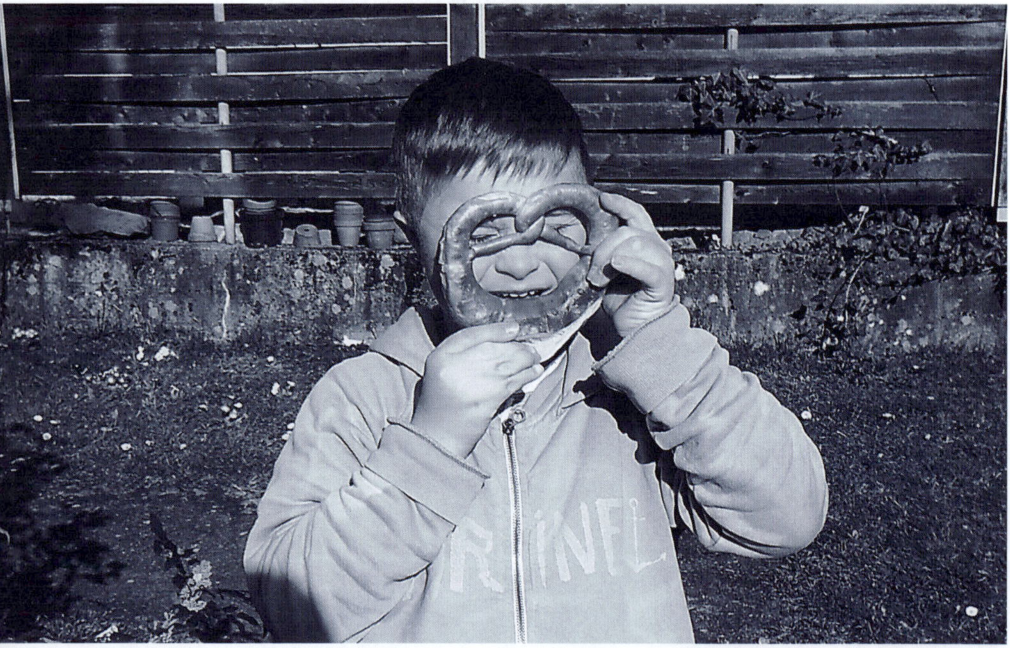

Abb. 28: Blick durch die Brezelbrille

geht an alle, die mich in meinem Vorhaben, dieses Buch zu schreiben, bestärkt und bei der Realisierung unterstützt haben. Mein Dank richtet sich auch an den Reinhardt Verlag München, der mit dieser Publikation dazu beiträgt, trauernden Kindern mehr Aufmerksamkeit entgegenzubringen.

Mein großer Wunsch ist, dass jede Stadt ein Zentrum einrichtet, in dem trauernde Familien einen Ort finden, an dem Eltern, Kinder und Jugendliche bei der Bewältigung ihrer Trauer Unterstützung erhalten.

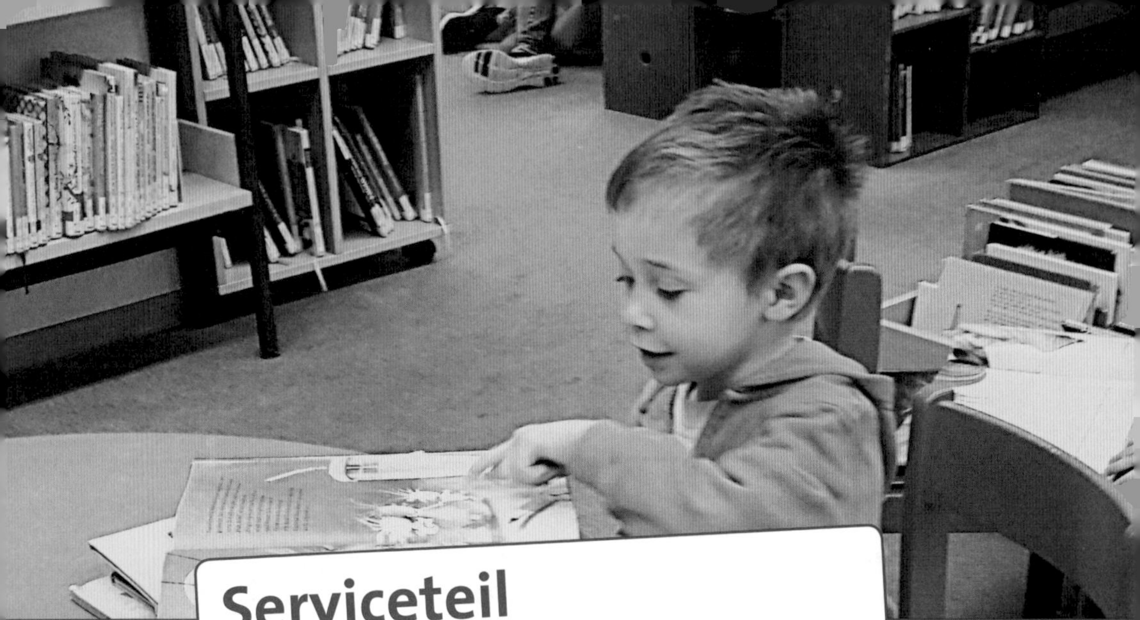

Serviceteil

Auf den folgenden Seiten sind Internetadressen (letzter Zugriff am 24.11.2016) zu finden, die einen Einblick in unterschiedliche Angebote der Trauerbegleitung geben.
Für die Begleitung geeignete Medien werden nach entsprechenden Kategorien ausführlich beschrieben und vorgestellt.

Adressen

Trauerbegleitung für Kinder, Jugendliche und Familien:
www.kindertrauer-sternenland.de
www.trauerland.org
www.allesistanders.de
www.domino-kindertrauer.de
www.trauer-kelebek.de
www.kinderhospizdienst.net
www.hospiz-st-martin.de
www.hospiz-stuttgart.de

Trauerbegleitung für Menschen mit Behinderung:
www.anderslebenanderstrauern.de

Trauern in der Fremde:
www.trauerort-duesseldorf.de

Trauer nach Suizid:
www.ak-leben.de
www.agus-selbsthilfe.de
www.die-arche.de

Kindertrauer in Österreich:
www.kindertrauer.jimdo.com
www.meinefamilie.at/erziehung/elternsein/trauer-und-todesfall/trauer-bei-kindern/
www.schule.at/bildung/paedagogik-didaktik/detail/trauerarbeit-mit-kindern.html

Kindertrauer in der Schweiz:
www.kindertrauer-leicht.ch
www.verein-aurora.ch/home/
www.verein-regenbogen.ch/
www.dasanderekind.ch
www.lifewith.ch
www.sternenkinder-eltern.ch
www.engelskinder.ch
www.elterntreffpunkt-girasol.ch
www.kindsverlust.ch

Literatur- und Medientipps

Bücher sind hervorragend geeignet, um mit Kindern über unterschiedliche Themen zu sprechen. Das Betrachten von Bildern ermöglicht es schon kleinen Kindern, sich mit lebensnahen und fantasievollen Ereignissen zu beschäftigen. Die Figuren in den Erzählungen zeigen unterschiedliche Verhaltensweisen. Kinder identifizieren sich bewusst oder unbewusst mit den Protagonisten einer Geschichte. Das lässt Geschehenes erlebbar und begreifbar machen. Bücher sind eine ausgezeichnete Hilfestellung bei der Begleitung trauernder Kinder.

Gefühle

Heute bin ich zornig, einsam, glücklich, wütend ... Viele weitere Emotionen werden in diesem Bilderbuch dargestellt. Auf jeder Seite wird ein Fisch gezeigt, auf jeder Seite ein Gefühl. Es bieten sich wunderbare Gesprächsanlässe darüber, was wohl der Grund für diese oder jene Stimmung sein könnte. Überlegungen, ob Kinder selbst solche Gefühle kennen und wie sich diese anfühlen, sind ebenso möglich wie das Nachdenken darüber, welche Möglichkeiten es gibt, negativen Gefühlen entgegenzuwirken. Ein ausdrucksstarkes Buch, das Kinder und Erwachsene gleichermaßen begeistert.

Van Hout, M. (2012): Heute bin ich. 6. Aufl. Aracari, München

Gefühle – Was ist das? Dieses Buch beschäftigt sich mit Fragen, die durch weitere Impulse zum Denken anregen. Die Fragen lauten: „Woher weißt du, dass deine Eltern dich lieben?“, „Bist du auf deine Geschwister eifersüchtig?“, „Ist es gut, verliebt zu sein?“, „Warum streitest du dich mit denen, die du liebst?“, „Bist du lieber allein oder mit Freunden zusammen?“. Die Gestaltung durch Fotos, gemixt mit Comiczeichnungen, macht die Themen anschaulich und witzig.

Brenifier, O. (2010): Gefühle – Was ist das? Gefühle Philosophieren mit neugierigen Kindern. Boje, Köln

Ich bin der Stärkste im ganzen Land! Ein Wolf, der von allen hören möchte, dass er der Stärkste ist, wird durch eine überraschende Begegnung in seine Schranken gewiesen. Diese Bildergeschichte regt an, über weitere Themen wie beispielsweise Geborgenheit und Mut zu sprechen.

Ramos, M. (2013): Ich bin der Stärkste im ganzen Land. 10. Aufl. Moritz, Frankfurt / Main

Herr Glück & Frau Unglück werden Nachbarn. Und das ist für Frau Unglück, die sich in ihrer einsamen, tristen Welt gestört fühlt, nicht gerade erfreulich. Dennoch gelingt es Herrn Glück, seine Nachbarin mit seiner lebensbejahenden, positiven Lebenseinstellung anzustecken. Ein stimmungsvolles Buch, das anregt über Freude und Trauer zu sprechen.

Schneider, A., Straßer, S. (2013): Herr Glück & Frau Unglück. Thienemann, Stuttgart / Wien

Der große kleine Löwe ist die Geschichte eines sehr kleinen Löwen, der wegen seiner Größe von den anderen Tieren ausgelacht wird. Er ist traurig, er schämt sich, er ist einsam, bis ihm ein kluger Rabe zu einer rettenden Idee verhilft.

Müller, H. (2016): Der große kleine Löwe. Aladin, Hamburg

Der Besuch – in diesem Buch wird von einer einsamen Frau berichtet, die sich in ihr Haus zurückzieht. Sie hat Angst vor Spinnen, aber auch vor Menschen. Ihre depressive Stimmung wandelt sich durch ein seltsames Ereignis und einen Besuch, der alles verändert.

Damm, A. (2015): Der Besuch. Moritz, Frankfurt / Main

„Hast du Angst?“, fragte die Maus. Mia, eine kleine Maus hat vor gar nichts Angst, dann sie weiß noch nicht, was Angst ist. Als sie der Schlange begegnet, erfährt sie, wie sich die Angst anfühlt.

Schami, R., Schärer, K. (2013): „Hast du Angst?“, fragte die Maus. Belz & Gelberg, Weinheim / Basel

Abschied, Sterben, Tod, Trauer und Erinnerung

Wie der kleine rosa Elefant einmal sehr traurig war und wie es ihm wieder gut ging. Die Geschichte in diesem Bilderbuch beschreibt die innige Freundschaft zweier kleiner Elefanten. Als die eine Elefantenfamilie weiterzieht, müssen sich die beiden Freunde trennen. Der kleine rosa Elefant bleibt traurig zurück. Die Bildergeschichte beschreibt den Schmerz und die große Trauer, die der Verlust eines Freundes mit sich bringen kann, und wie wichtig es ist, diese Trauer zu respektieren. Gut gemeinte Ratschläge, wie der kleine Elefant sie erhält, decken sich mit dem, was Kinder von Erwachsenen oft hören. Wie es gelingen kann, in der Trauer auch Trost zu erhalten und eine hoffnungsvolle Zukunft zu gestalten, das erfährt der kleine rosa Elefant von der Eule Heureka. Dieses Buch sollte keinem Kind vorenthalten bleiben. Es ist hervorragend geeignet, um mit Kindern über Freundschaft und Abschied zu sprechen. Auf ansprechende Weise erfahren trauernde Kinder, zu welchen Reaktionen große Traurigkeit führen kann und welche Handlungsstrategien möglich sind, um dieser entgegenzuwirken. Die Geschichte vom kleinen Elefanten zeigt

Kindern, wie sie sich mit ihrer eigenen Trauer auseinandersetzen können, anstatt diese hilflos zu ertragen.

Weitze, M., Battut, E. (2015): Wie der kleine Elefant einmal sehr traurig war und wie es ihm wieder gut ging. 11. Aufl. Bohem, Affoltern am Albis

Der Drache mit den roten Augen erzählt die Geschichte eines kleinen Drachen, der in einem Schweinestall groß wird. Versorgt wird der Drache von einem Mädchen und dessen kleinem Bruder. Obwohl für die beiden alles etwas merkwürdig ist, entsteht eine Freundschaft zum kleinen Drachen. Als sich dieser eines Tages verabschiedet, gibt es Tränen, denn der Abschied macht alle traurig. Diese Erzählung von Astrid Lindgren ist rührend und berührend. Die Illustration des Buches ebenso.

Lindgren, A., Wikland, I. (1968): Der Drache mit den roten Augen. Oetinger, Hamburg

Die besten Beerdigungen der Welt. In dieser Geschichte wird beschrieben, wie drei Kinder aus Langeweile und auch aus Liebe zu verstorbenen Tieren eine Bestattungsfirma gründen. Ein geeignetes Buch, um mit Kindern über unsere Bestattungskultur zu sprechen. Die liebevoll erzählte Geschichte ist anspruchsvoll und für Kinder ab 5 Jahren geeignet.

Nilsson, U., Erikson, E. (2008): Die besten Beerdigungen der Welt. 8. Aufl. Moritz, Frankfurt / Main

Eine Kiste für Opa – Grundlage dieser Geschichte ist die Trauerkultur in Ghana. Eine kleine ethnische Gruppe, die in Ghana beheimatet ist, die Ga, ringt nicht mit dem Tod. Die Verstorbenen bleiben, so finden sie, weiterhin ein Teil ihrer Familie. Der Tod wird gut vorbereitet, denn Bestattungen sind ein großes gemeinschaftliches Ereignis. Die Bestattungen der Ga sind weltweit bekannt, da sie in fantasievollen Särgen stattfinden. Für die Ga beginnt mit dem Tod eine lange Reise. Die Reise in das Reich der Ahnen. Der Sarg soll zum Verstorbenen passen. Bei Frauen, die viele Kinder geboren haben, ist der Hennensarg beliebt, während der Gemüsehändler einen Sarg in Form einer Paprikaschote erhält (Klocke-Daffa 2010). Im Bilderbuch „Eine Kiste für Opa“ wird die Suche nach dem passenden Sarg ein gemeinsames Abenteuer für Opa Mensah und seinen kleinen Enkel. Obwohl das Buch von Abschied und Trauer handelt, liest es sich leicht.

Schins, M.-T. (2008): Eine Kiste für Opa. Aufbau Verlagsgruppe, Berlin

Abschied von Rune – Beim Spiel am Wasser ertrinkt Rune. Zurück bleibt das entsetzte Mädchen Sarah, das um den lieben Freund trauert. Behutsam wird geschildert, wie grau und traurig das Leben durch den Tod werden kann und wie wichtig es ist, in der Trauer getröstet zu werden. Ein trauriges, aber beeindruckendes Buch, das mit dem Deutschen Jugendbuchpreis 1988 ausgezeichnet wurde.

Oyen, W., Kaldhol, M. (1987): Abschied von Rune. Ellermann GmbH, Hamburg

Lilly ist ein Sternenkind ist die traurige Geschichte einer Familie, deren neugeborenes Kind stirbt. Einfühlsam wird dargestellt, wie sich eine Familie auf die Geburt eines Kindes vorbereitet. Aus der Perspektive eines Geschwisterkindes werden die Gefühle und Gedanken von Kindern beschrieben, die den Tod eines Babys in der Familie erleben. Die einfühlsamen Bilder und empathischen Erklärungen ermöglichen betroffenen Kindern, ihre eigene Situation besser zu verstehen. Dieses Sachbuch kann für betroffene Familien eine enorm große Hilfe sein.

Wolter, H., Masaracchia, R. (2011): Lilly ist ein Sternenkind. 2. Aufl. Edition Riedenburg, Salzburg

Für immer ist die Geschichte von Egon, einem kleinen Jungen, der sich selbst als „Zurückgebliebenen“ bezeichnet. Er nennt sich so, weil das die Bezeichnung für Menschen ist, die jemanden verloren haben, und zwar für immer. In der Geschichte erzählt Egon, wie es ihm nach dem Tod seines Vaters geht und wie er versucht, das Unfassbare zu verstehen. Er beschreibt, wie Menschen sich ihm gegenüber verhalten und, dass er verstanden hat, dass der Papa nie mehr wiederkommt. Der rote Drache, den er noch mit seinem Vater gebaut hat, gibt ihm Trost und Halt. Aus der Sicht eines betroffenen Kindes erfährt der Leser dieses Buches, was Egon widerfahren ist und wie das Leben nach dem Tod des Vaters für ihn weitergeht. Es ist einfühlsam und hoffnungsvoll geschrieben und mit passenden Bildern gestaltet.

Lüttner, K., Gehrmann, K. (2013): Für immer. Beltz & Gelberg, Weinheim / Basel

Und was kommt nach tausend? Otto und Lisa verbindet eine innige Freundschaft. Der Status von Otto (Nachbar, Freund, Großvater?) wird nicht eindeutig formuliert. Das Mädchen verbringt viel Zeit mit Otto. Sehr gerne sind sie im Garten, schauen in den Abendhimmel und sprechen auch über das Sterben von Menschen. Otto wird krank und Lisa spürt, dass er sterben wird. Nach seinem Tod wird Lisa liebevoll getröstet und sie fühlt, dass Otto immer noch in ihrer Nähe ist. Eine schöne Geschichte über den Tod eines lieben Menschen und die Verbundenheit zu ihm, über den Tod hinaus.

Bley, A. (2015): Und was kommt nach tausend? Ravensburger Buchverlag

Ente, Tod und Tulpe ist eine anspruchsvolle Geschichte für Kinder ab 6 Jahren. Der Tod, illustriert als kleine Figur im karierten Hemdchen und mit einer Tulpe in der Hand, begegnet der Ente. Die beiden verbringen eine vergnügliche Zeit, in der sie auch ernste Gespräche führen. Der Tod erklärt der Ente: „Ich bin schon in deiner Nähe, solange du lebst – nur für den Fall." Diese Nähe stellt aber keine Bedrohung dar, sie ist eher als Schutz und Fürsorge zu verstehen. Und diese Fürsorge erhält die Ente am Ende der Geschichte, als sie stirbt.

Erlenbruch, W. (2007): Ente, Tod und Tulpe. Kunstmann, München

Die wichtigen Dinge. Dieses Bilderbuch erzählt von dem kleinen Jungen Christopher, dessen Vater nicht mehr da ist. Trotz witziger Illustration ist zu erkennen, dass das Leben der alleinerziehenden Mutter nicht einfach ist, dass sie um ihren Mann trauert und dem Kind der Vater fehlt. Das Buch beschreibt eindrücklich, wie unterschiedlich Menschen trauern. Gemeinsam finden Mutter und Kind eine Lösung, den Dingen des Vaters einen Platz in ihrem Leben zu geben, um sich an ihn zu erinnern.

Carnavas, P. (2015): Die wichtigen Dinge. Carl Auer, Heidelberg

Und was kommt dann? Ein Sachbuch, das über Sterben und Tod informiert und Fragen aufwirft, die unbeantwortet bleiben und dadurch zum Nachdenken anregen. Die Aussagen und Fragen sind durch Zeichnungen illustriert. Für Kinder ab 10 Jahren ist dies ein anregendes Bilderbuch zur Beschäftigung mit dem Thema Tod.

Stalfeld, P. (2000): Und was kommt dann? Das Bilderbuch vom Tod. Moritz, Frankfurt / Main

Wie ist das … mit der Trauer ist ein Buch mit einfühlsamen Geschichten und ausführlichen Informationen zu unterschiedlichen Fragen, die in Zusammenhang mit Abschieden und Trauersituationen auftauchen. Die liebevolle Illustration hilft dabei, die Themen emotional nachzuempfinden. Ein empfehlenswertes Sachbuch für Kinder. Für Erwachsene ist dieses Buch eine Hilfe, um Antworten auf die Fragen der Kinder zu finden.

Kachler, R. (2007): Wie ist das ... mit der Trauer. Gabriel, Stuttgart / Wien

Wie ist das mit dem Tod? Willi Wills Wissen. Eine Reportage für Kinder zum Thema Tod. Willi ist als Reporter für Kinder unterwegs. In diesem Film trifft er Menschen, die mit dem Tod zu tun haben. Er besucht einen Bestatter und er spricht mit Trauernden, die einen Menschen durch Tod verloren haben. Diese Reportage zeigt einfühlsam und ehrlich, was Kinder an diesem Thema interessiert.

Willi will's wissen – Wie ist das mit dem Tod? (DVD, 2009, 24 Min.)

Suizid

„Da spricht man nicht drüber." Wie Jakob den Suizid seines Vaters erlebt. Dieses Buch hilft Kindern, den Suizid eines nahestehenden Menschen ein klein wenig zu verstehen. Es hilft Erwachsenen zu verstehen, dass Kinder ehrliche Informationen brauchen. Ein sehr gelungenes Buch mit einfühlsamem, gut verständlichem Text und Bildern, die jedes betroffene Kind ansprechen. Traurig, ehrlich und lösungsorientiert.

Hüsch, M., Roth, R. (2013): „Da spricht man nicht drüber." Wie Jakob den Suizid seines Vaters erlebt.
2. Aufl. Hüsch & Hüsch, Deiningen

Wenn sich jemand selbst getötet hat ist ein Arbeitsheft für Kinder im Alter von 5 bis 13 Jahren, die einen nahestehenden Menschen durch Suizid verloren haben. Das Heft bietet neben Informationen und Antworten auf viele Fragen, die im Zusammenhang mit einer Selbsttötung auftauchen, auch die Möglichkeit, selbst Gedanken zu notieren, Träume aufzuschreiben oder zu malen. Auf 51 Seiten hat das betroffene Kind durch dieses Arbeitsheft die Möglichkeit, sich mit seinem Schicksal auseinanderzusetzen.
Die einfühlsamen und unterschiedlichen Methoden der Gestaltung ermöglichen dem Kind einen Prozess der Klärung und Strukturierung, sowie ein liebevolles Erinnern an den verstorbenen Menschen.

Trauerland – Zentrum für trauernde Kinder und Jugendliche e. V. Bremen (2009): Wenn sich jemand selbst getötet hat. 2. Aufl. Edition Tandem, Salzburg / Wien

Trauer bei Kindern mit Fluchterfahrung

Ratgeber für Flüchtlingseltern ist in mehreren Sprachen erschienen und richtet sich direkt an die Eltern. Die ausführlichen Erläuterungen sind auch für ErzieherInnen und LehrerInnen hilfreich.

Bundespsychotherapeutenkammer (2016): Ratgeber für Flüchtlingseltern. KomPart Verlagsgesellschaft, Berlin

Erzählungen

Klaras Kiste ist ein Buch über die Schüler einer vierten Klasse, deren Lehrerin schwer krank ist. Als die Kinder erfahren, dass die Lehrerin, die sie alle sehr mögen, sterben wird, sind sie vor Trauer zunächst wie gelähmt. Mit Unterstützung eines Großvaters können die Kinder in ihrer Ohnmacht eine besondere Aktivität entwickeln und ihre Lehrerin bis zuletzt begleiten.

Van Kooij, R. (2008): Klaras Kiste. Jungbrunnen, Wien

Ein Stern namens Mama ist aus der Sicht eines Mädchens geschrieben, deren Mutter an Krebs erkrankt ist. Louise kann all ihre Sorgen mit ihrer Mutter und einem Freund der Familie besprechen. Auf ihre Fragen bekommt sie einfühlsame und ehrliche Antworten. Ihr Vater, der selbst verzweifelt ist, entfernt sich immer mehr von seinem Kind. Verzweiflung und Hoffnung wechseln sich ab. Unterstützung und Trost von verschiedenen Seiten sind notwendig. Dieses Buch beschreibt realistisch und sehr behutsam, aus der Sicht des Kindes, den Kampf gegen den Krebs und das Sterben der Mutter. Nach dem Tod der Mutter findet Louise Trost in der Erklärung des Vaters, dass die Mutter ein leuchtender Stern ist und für immer am Himmel leuchtet. Dieses Bild zeigt, dass die Mutter immer noch einen Platz im Leben der Familie hat.

Fesse, K.-S. (2010): Ein Stern namens Mama. Oetinger, Hamburg

Ronja Räubertochter kommt in einer wilden, stürmischen Nacht zur Welt. In der großen Steinhalle der Räuberburg sitzen die Räuber und warten. Besonders der alte Räuber Klatzen-Per wartet, denn er will, bevor es mit ihm zu Ende geht, den neugeborenen Räuberhauptmann sehen. Er darf die Räubertochter Ronja noch kennenlernen und das Kind bis in die Pubertät durchs Räuberleben begleiten. Gegen Ende des Romans, dessen Inhalt die Freundschaft von Ronja und einem Jungen aus einer anderen Räuberbande ist, wird Klatzen-Per nochmals bedeutungsvoll. Er wird schwach und stirbt. Die Ohnmacht, Wut und Trauer, die den mächtigen Räuberhauptmann trifft, beschreibt Astrid Lindgren in diesem Kinderbuch treffend und die Kinder erfahren, dass der Tod eines Menschen auch den stärksten Räuberhauptmann zum Weinen bringt. Die Themen Sterben, Tod, Trauer und Trost sind harmonisch in die Erzählung eingebunden. Ein wunderbares Buch mit vielen weiteren wertvollen Themen für Kinder und Erwachsene.

Lindgren, A. (1982): Ronja Räubertochter. Oetinger, Hamburg

Philosophische Themen

Ist 7 viel? Das Buch enthält 44 Fragen. Bilder und Fotos motivieren, sich mit den Antworten auf diese Fragen zu beschäftigen. Das Nachdenken über Fragen des alltäglichen Lebens wird angeregt.

Damm, A. (2013): Ist 7 viel? 8. Aufl. Moritz, Frankfurt / Main

Nichts und wieder nichts. Dieses Buch regt durch inspirierende Fragen an, über das Nichts nachzudenken. Beispielsweise steht auf einer Seite die Frage: „Ist wirklich nichts in diesem Glas?“, daneben ist ein Wasserglas ohne Wasser abgebildet.

Damm, A. (2012): Nichts und wieder nichts. 2. Aufl. Moritz, Frankfurt / Main

Alle Zeit der Welt zeigt viele Bilder und Fotos über die Osterzeit, die Schulzeit, die Regenzeit, die Lebenszeit, die Tageszeit und noch viel mehr unterschiedliche Zeiten! Dem Betrachter wird bewusst, wie umfangreich das Thema Zeit ist.

Damm, A. (2013): Alle Zeit der Welt. 5. Aufl. Moritz, Frankfurt / Main

Echt wahr? Dieses Buch regt an, über Wahrheit und Lüge nachzudenken und sich darüber zu unterhalten. Bilder und Texte geben vielerlei Impulse.

Damm, A. (2014): Echt wahr? Moritz, Frankfurt / Main

Leben – Was ist das? Das Buch stellt Fragen zu den Themen Glück, Ehrgeiz, Unglück, Existenz, Sinn des Lebens, Tod. Die witzige Illustration spricht Kinder an. Es werden viele Fragen gestellt, die Kinder interessieren.

Brenifier, O. (2010): Leben – Was ist das? Philosophieren mit neugierigen Kindern. Boje, Köln

Denk dir die Welt ist ein Philosophiebuch für Kinder, in dem viele Fragen gestellt werden. Kleine Geschichten ermöglichen es Kindern, sich gut in die Fragen einzufühlen, und regen zum Weiterdenken an.

Labbe, B., Puech, M. (2007):Denk dir die Welt. 7. Aufl. Loewe, Bindlach

Prinzessin Lara und der kleine Saurier ist ein modernes Märchen, das Kinder und Erwachsene zum Philosophieren anregen kann. Prinzessin Lara trifft im Zauberwald einen kleinen Saurier. Dieser will die Menschenwelt kennenlernen. Und so nimmt Lara ihn mit in ihre Welt, ebenso wie den Leser auch. Die einzelnen Märchenabschnitte sind so gestaltet, dass immer wieder die Möglichkeit besteht, an den Themen der Geschichte „weiterzuarbeiten". Dafür gibt es jeweils eine extra Seite mit dem Titel „Denk noch weiter ...". Hier werden Hilfen und Ideen vorgestellt.

Brüning, B. (2010): Prinzessin Lara und der kleine Saurier. Bildungsverlag EINS, Troisdorf

Musik

Kinderlieder. In diesem Buch sind Lieder zu Jahreszeiten und Festen sowie zu Themen wie Freundschaft und ferne Länder zu finden. Das Buch ist fantasievoll illustriert. Notenmaterial und CD laden zum Singen ein.

Trüün, F., Mohr, A. (Hrsg.) (2011): Kinderlieder. 2.Aufl. Carus Verlag, Stuttgart

Spiel und Tanz zu klassischer Musik. Dieses praktische Buch gibt Spiel- und Tanzanleitungen zu Musikstücken aus der Barockzeit bis hinein in die Moderne. Verschiedene Ausdrucksformen (Bewegung, Tanz, darstellendes Spiel, Malen, Entspannung) in Verbindung mit Musik werden vorgestellt.

Fischer, R. (2013): Spiel und Tanz zu klassischer Musik. Schott, Mainz

Literatur

Agius-Gilibert, A. (2013): Über viele Brücken musst du gehen! In: Janzen, M. (Hrsg.): Entdeckungskiste. Herder Verlag, Freiburg

Becker, U., Shah, H. (2004): Vom Umgang mit Trauer in der Schule. Ministerium für Kultur, Jugend und Sport Baden-Württemberg, Weilheim an der Teck

Begemann, V. (2010): Hospiz-Bürger bewegen die Gesellschaft. In: Begemenn, V. (Hrsg.): Der Tod gibt zu denken. Waxmann, Münster / New York / München / Berlin, 55–69

Brüning, B. (2010): Mit Lara und dem kleinen Saurier philosophieren. Praxisbuch zum Nachdenken über Menschen, Tiere und die Welt. Bildungsverlag EINS, Troisdorf

Bowlby, J. (2006): Verlust. Trauer und Depression. Ernst Reinhardt, München / Basel

Bundespychotherapeutenkammer (2016): Ratgeber für Flüchtlingseltern. KomPart Verlagsgemeinschaft, Berlin

Canacakis, J. (2011): Ich sehe deine Tränen. Herder, Freiburg im Breisgau

Candolini, G. (1999): Das geheimnisvolle Labyrinth. Pattloch, Augsburg

Eckardt, J. (2005): Kinder und Trauma. Vandenhoeck & Ruprecht, Göttingen

Ennulat, G. (2003): Kinder trauern anders. 3. Aufl. Herder, Freiburg

Finger, G. (2001): Mit Kindern trauern. Kreuz, Stuttgart / Zürich

Fischer, N. (2001): Zur Geschichte der Trauerkultur in der Neuzeit. In: Herzog, M. (Hrsg.): Totengedenken und Trauerkultur. Band 6. Kohlhammer, Stuttgart / Berlin / Köln

Fischer, R. (2013): Spiel und Tanz zu klassischer Musik. Schott, Mainz

Franz, M. (2008): Tabuthema Trauerarbeit. 3. Aufl. Don Bosco, München

Frisch, M. (1989): Tagebuch 1966 bis 1971. Suhrkamp, Frankfurt / M.

Gebhard, U. (2013): Kind und Natur. 4. Aufl. Springer, Wiesbaden

Griebel, W., Niesel, R. (2013): Übergänge verstehen und begleiten. 3. Aufl. Cornelsen, Berlin

Hobday, A., Ollier, K. (2006): Helfende Spiele. 2. Aufl. Juventa, Weinheim / München

Janzen, M. (2013): Halbe Treppe. In: Janzen, M. (Hrsg.): Entdeckungskiste. Herder Verlag, Freiburg

Kain, W. (2008): Die positive Kraft der Bilderbücher. 2. Aufl. Cornelsen, Berlin / Düsseldorf / Mannheim

Kast, V. (1993): Trauern – Phasen und Chancen des psychischen Prozesses. 14. Aufl. Kreuz Verlag, Stuttgart

Klocke-Daffa, S. (2010): Vom Tod im Leben und einem Leben nach dem Tod. In: Begemenn, V. (Hrsg.): Der Tod gibt zu denken. Waxmann, Münster / New York / München / Berlin, 72

Kübler-Ross, E. (2008): Kinder und Tod. Knaur Verlag, München

Lammer, K. (2014): Trauer verstehen. 4. Aufl. Springer, Berlin / Heidelberg

Levine, P.A., Kline, M. (2011): Verwundete Kinderseelen heilen. 6. Aufl. Kösel, München

Paul, C. (2008): Warum hast du mir das angetan? 6. Aufl. Gütersloher Verlagshaus, Gütersloh

Rechenberg-Winter, P., Fischinger, E. (2010): Kursbuch systemische Trauerbegleitung. 2. Aufl. Vandenhoeck & Ruprecht, Göttingen

Rilke, R. M. (2007): Schlußstück. In: Graf, M. (Hrsg.): Der Tod ist groß. Erzählungen und Gedichte aus 800 Jahren. Patmos, Artemis & Winkler, Düsseldorf

Schaub, H., Zenke, K.G. (2007): Wörterbuch der Pädagogik. Deutscher Taschenbuch Verlag, München

Scherwath, C., Friedrich, S. (2016): Soziale und pädagogische Arbeit bei Traumatisierung. 3. Aufl. Ernst Reinhardt, München / Basel

Schick, D. (2016): Ich denke, also bin ich. In: Didacta Ausstellungs- und Verlagsgesellschaft (Hrsg.): Meine Kita. AVR Verlag, München

Schwikart, G. (2015): Tod und Trauer in den Weltreligionen. 3. Auflage. Verlagsgemeinschaft Topos Plus, Kevelaer

Shah, H., Weber, T. (2013): Trauer und Trauma. Asanger, Kröning

Specht-Tomann, M., Tropper, D. (2011): Wir nehmen jetzt Abschied. Patmos, Ostfildern

Stokes, J., Crossley, D. (2001): Eine Charta für trauernde Kinder. In: Landeshauptstadt München (Hrsg.): Trauernde Kinder und Jugendliche – wie wir ihnen beistehen können. Referat für Gesundheit und Umwelt, München, 30–33

Trauerland – Zentrum für trauernde Kinder und Jugendliche e.V. Bremen (2009): Wenn sich jemand selbst getötet hat. 2. Aufl. Edition Tandem, Salzburg / Wien

Vogel, R.T. (2012): Todesthemen in der Psychotherapie. Kohlhammer, Stuttgart

Vollmer, K. (2012): Fachwörterbuch für Erzieherinnen und pädagogische Fachkräfte. 10. Aufl. Herder, Freiburg / Basel / Berlin

Bildnachweis

Abb.1 unter Verwendung einer Zeichnung von Philipp Schneider

Abb.2–22, Abb.24–28, Foto S.19, Foto S.52, Foto S.122: Gabriele Schmidt-Klering

Abb.7 unter Verwendung einer Zeichnung von Anika Braun

Abb.17 unter Verwendung einer Zeichnung von Anabelle

Foto S.8: © Paul Hill/Fotolia

Foto S.25: © iStock.com/djedzura

Foto S.107: © iStock.com/jfairone

Sachregister

Bibliografische Information der Deutschen Nationalbibliothek

Die Deutsche Nationalbibliothek verzeichnet diese Publikation in der Deutschen Nationalbibliografie; detaillierte bibliografische Daten sind im Internet über <http://dnb.d-nb.de> abrufbar.
ISBN 978-3-497-02680-7 (Print)
ISBN 978-3-497-60390-9 (PDF)

Printed in Germany
Cover unter Verwendung eines Fotos von ©Tomsickova/Fotolia
Satz: Katharina Ehle, Leipzig

Ernst Reinhardt Verlag, Kemnatenstr. 46, D-80639 München
Net: www.reinhardt-verlag.de E-Mail: info@reinhardt-verlag.de